# 病は口ぐせで治る！

医者が教える「病気にならない言葉の習慣」

蔵前協立診療所・所長
原田文植

フォレスト出版

# まえがき

『フェイク』というアメリカ映画をご存じでしょうか。

マフィアの世界にＦＢＩ潜入捜査官として潜り込むジョニー・デップと、しがないマフィア役のアル・パチーノとの哀しき友情を描いた、実話に基づく物語です。

劇中、マフィアの生態をジョニー・デップが捜査官仲間に説明するシーンがあります。

マフィア連中はどんなときも、

「Forgetta 'bout it!（くそったれ！）」

を使います。

嬉《うれ》しいときも、悲しいときも、めでたいときも、怒り狂っているときも、

「Forgetta 'bout it!（くそったれ！）」

つまり、「くそったれ」が彼らの口ぐせなのです。

私は下町の診療所の院長として、外来・往診で年間のべ約二万人の患者さんを一〇年間診療してきました。患者さんの中には家族四世代に渡って診療させていただいているケースもあります。

患者さんや家族と悲喜こもごもともにしていると、意外な発見をすることが多々あります。治療に難渋する患者さんと、あれよあれよという間に治癒する患者さんの使う「口ぐせ」にある種の傾向があることがわかったのです。そして、その「口ぐせ」は家族間で共有されることが多いということも。

本書を手に取っていただき、本当にありがとうございます。

「口ぐせだけで病気が治るわけがないだろ！」

と思われた方がほとんどだと思います。

いま本書を読んでいる方は、

まえがき

**□現在何らかの「病」の状態にある方**

**□健康問題に関心が高い方**

**□身内や友人が「病」の状態にある方**

**□トンデモ本の類だろうと高を括っている医療関係者の方々**

のいずれかに属するはずです。

人生で「病」と無縁の人は皆無です。「病」は人間の悩みのかなり大きな部分を占めています。

自身であれ、大切な人であれ、ひとたび「病」の状態に陥ると「幸せ」は瓦解《がかい》するはずです。二五〇〇年前のお釈迦《しゃか》さまの教えにある「生・老・病・死」が人間の苦しみであることは現在でも変わりません。

医療水準は世界一と言っても過言ではない日本ですが、果たして苦しみは軽減されたといえるのでしょうか？

むしろ、苦しみは、手を替え品を替え、増えているような気すらします。

東京都保険福祉局による調査で「これまでの人生の中で、自殺したい、またはそれに近いことを考えたことがある人」が四五％というとんでもない結果が出されました（二〇一七年八月二九日発表）。

少子高齢化社会と逼迫《ひっぱく》する医療経済。連日報道される医療事故。有名芸能人の病死にまつわる情報……。医療の将来に暗澹《あんたん》たる気持ちを抱くのは、やむを得ないと言えます。


あえて提言します。


**深刻ぶるのは止めましょう。**

**「病」とは自分の身体が表現する「ひとつの状態」に過ぎません。**

**「病名」は医師の診断のもと与えられた瞬間、発生します。**

**「はじめに言葉ありき」なのです。**

「病名」が与えられた瞬間、周囲の環境が一変します。そして、目に入る情報も変わります。

最近当院のスタッフが膀胱《ぼうこう》がんになりました。無事手術も成功し、術後も順調です。そのスタッフは外来受診した際に、「最近がんの人が増えていますね」と言っていました。

そんなことはありません。がんになることによって、今まで意識に上がってこなかったがん患者の情報が一斉に集まってくるようになっただけです。

「がん」というワードに敏感になっているから、まるで蛍光ペンで上塗りされたように、「がん」という文字が入ってくるようになるのです。

「ハワイ旅行に行こう」と決めた瞬間から、ハワイに関する情報に囲まれているような気になった経験はないですか？　電車の中吊《なかづ》り広告が目に入る、ハワイ特集の雑誌やテレビ番組がやたらと増える、周囲にハワイに行った人が増える……。

人間の脳はあることを意識すると、その情報が集まってくるようになるのです。

もう一例お出ししましょう。

ギターを始めた整形外科医の後輩がいます。彼がギターを購入するときに付き合い、ギター選びの助言をしました。

一か月後、「ギター練習してる?」と訊《き》くと、「まあボチボチです。しかし、最近ギター弾く人増えていますね。ギター抱えている人が増えていませんか?」

医師でさえ、こんな具合です。

**要は何を「意識」するかで自分の見える景色が決定するということです。**

「意識」を変えるのは容易ではないと思われるでしょう。

でも、肉体と違い、「意識」とは実体のないものです。肉体を変えることよりは簡単なはずです(肉体を変えるのはライザップでも最低二か月かかります)。

「意識」を変えることは一瞬でできる、とまずは確信してください。

ある患者さんが「戦争が終わってすぐに天皇陛下が神から人に変わった」と言っていました。そしてほとんどの人がそれを受け入れたと。

**「意識」は一瞬で変わります。まずはそれを受け入れること。それが第一歩です。**

**「人間そう簡単に変わらない」という「口ぐせ」は捨て去って下さい。**

**そして、「意識」を変える最も有効な方法が「口ぐせ」を変えることなのです。**

本書で、その具体的方法を実例を交えて説明します。

「口ぐせ」が変われば「意識」が変わります。そして、「意識」が変わって初めて真の意味での「行動・習慣」が変わります。

その名の通り生活習慣病のみならず、どんな「病」も、克服するには「行動・習慣」が変わる必要があります。ここでいう行動・習慣にはもちろん適切な受診や、服薬も含まれます。

「意識」を変えることなく「行動」を変えたとすると、そこにはストレスが発生します。いうまでもなく現代のあらゆる「病」はストレスと無縁ではないので、新たな「病」を生み出すようでは本末転倒という他ありません。

「口ぐせ」を変えることによって、周囲の人との関係も変わってきます。

本文で詳細は述べますが、「口ぐせ」とは「指さし確認」です。「口ぐせ」が変われば、人生の風景が変わります。主治医との関係も変わるので、あれほど恐怖心を抱いていた病院の医師の顔も変わります。

以下が「口ぐせ」を変えることによる効能です。

**◎「病」の捉え方が変わる**

**◎「病」への対応が変わる**

**◎「病」に対する意味のない妄想がなくなる**

**◎「病」とは変化し続ける自分自身の「一状態」に過ぎないことを知り「病」が消える**

「口ぐせ」というと、「やっぱり」とか「とりあえず」など短いフレーズを想起するのではないでしょうか。

本書では、行動・習慣につながる考え方を形成するために繰り返す必要がある言葉をすべて「口ぐせ」として扱うことにします。

**「くせ」になるほど唱えてほしいのです。**

本書で指南する方法は副作用なし、コストもほぼゼロです（あえて言えば、人間関係が改善する、経済的に満足する、などの副作用が出現する可能性はあります）。「病」に対する、いらぬ妄想を捨て去り、自分のやりたいこと、自分のやるべきことに専念し、本来の目的である「幸福の追求」に没頭できる人が増えてくれれば、望外の喜びです。

巻末に、口ぐせの基本フォーマットと、症状別に効能が期待できるサンプル集（口ぐせ処方箋）を付けました。有効活用していただければ幸いです。

## 第1章 医者が「病人」をつくり出す

## 第2章

# 「病は気から」ではなく「病は言葉」から

## 第3章 病を呼びこむ「悪い口ぐせ」

## 第4章 病を治すパワーをもつ「いい口ぐせ」

第5章

# 病を遠ざける9つの秘訣

## 終章 幸せな病人生活を送るために

# 第1章

# 医者が「病人」をつくり出す

## 健康診断は「病人生活のパスポート」

人はどのようにして「病人」になるのでしょうか？

なんとなく不調を感じて近所のクリニックを受診する。あるいは、健康診断で異常を指摘されて、医療機関で受診するよう指導される。受診の結果、病名を知らされる。

まさに**「病人」が誕生するとき**です。

その病名をスマホで検索すれば、ネガティブ情報のオンパレードです。

「進行するとこうなるのか」

「手術を受けなくちゃならないかなあ」

「えっ、俳優の○○もこの病気にかかっていたのか！　すごく痩《や》せてつらそうだったものなあ」

医師から告げられた病名が片時も頭を離れません。

通勤電車の中吊《なかづ》り広告に載っている同じ病名が目に飛び込んできます。

今までほとんど興味のなかった健康番組を見るようになります。知り合いの医療関係者に電話します。

こうして「病人生活」にエントリーしてしまうのです。

## 「健康診断を定期的に受けていますか？」

こう質問された経験のある方は多いと思います。わたしも初診の患者さんにはもちろん、健康相談をされた場合にもよく質問します。

じつは健康診断に意味があるのは、がんなどの悪性疾患の早期発見につながるケースだけです。健康診断を毎年受けていてもがんが見つかることがあります。

ところが、現行の健診（とりわけ市民健診）は生活習慣病の発見に重点が置かれています。健康診断の費用対効果については賛否がありますが、ここでは議論しません。有効な使い方をすればいいのです。

健康診断で「要再検」となるのを通じて医療機関にエントリーすることになるわけ

ですから、**健康診断はいわば「病人生活のパスポート」**です。

## 「お任せします」としか言えない患者

病人生活のパスポートを手に入れたら、**まず信頼できる医師を探さなければいけません。**ネットの情報や雑誌の特集記事、あるいは口コミなどから「名医」を探すことになります。

名医を探し当てても、会うまでにさまざまな関門が待ち受けています。

大病院にいる名医には紹介状なしで受診することはできないので、まずは町の診療所やクリニックを受診したのち紹介状を書いてもらいます。

それから、不安を抱え紹介状を握りしめて、名医の待つ大病院を受診します。

大病院に行くと、まず待合室にいる患者の多さ、重症感のある患者さんを見て心が折れそうになります。それにもめげず、迷路のような廊下を誘導に従って目的地へ向かいます。

まずは看護師や初診医の問診を通過。えてして、医療スタッフや研修医が使う言葉には専門用語が多く含まれています。

**「きちんと答えられているだろうか」と不安な状態はまだまだ続きます。**

名医に面会するまでに、ひと通りの検査を受けることになります（日を改めさせられることもあります）。ＣＴスキャンやＭＲＩなど、孤独を強いられる検査を受けて不安はマックスです。

そして、ようやく名医との面会となります。

疲労と緊張が最大に張り詰めた状況で、専門的な説明はほとんど理解できません。次の検査の予約や次回診察の日程を示され、疲れ果てた状態で帰路につくことになります。

次回の受診日までに病名が増えているのではないか……そんなときを過ごすことになります。検査結果が出そろったところで、次回受診の日がやってきます。

俎《まないた》の上の鯉《こい》です。

名医からこれまでのデータに基づいた診断がなされます。

そして最後に治療方針を提案されます。インフォームド・コンセントの時代ですから、選択肢は一応与えられます。

しかしながら――

**「お任せします」**

患者にとっては、この選択肢しかないのが現状です。

## 病の恐怖にとらわれてしまう理由

ついに、心身ともに病に支配される生活の始まりです。家族の協力を得ながら、病とつき合っていくことになります。患者にはほとんどなす術《すべ》はありません。身も心も名医に捧《ささ》げるのみです。

**事態は名医の言う通りに進んでいきます。**

そんななか、メディアから大量に流される医療に関する情報に敏感に反応してしまいます。病の恐怖から逃れることはできません。現代の一日の情報量は一説によると、明治時代の一年分、平安時代の一生分とも。自分の身に降りかかった病の情報が間断なく入ってきます。

新聞のテレビ欄の膨大な情報のなかから、自分の好きな芸能人の名前が目に飛び込んでくるという経験は多くの方がしていることでしょう。しかし、前後左右にあったほかの芸能人の名前はまったく思い出せないはずです。病名に対する患者の感覚はもっと研ぎ澄まされます。

余談ですが、わたしは外来で三〇回以上通院している患者さんに、「今座っている椅子《いす》の色を、見ないで教えてください」と聞くことがあります。

正解はピンクに肌色がかった色なのですが、正答率はほぼゼロです。たいてい、灰色とか青と答えます。患者さんにとっては、自分の悩みを伝えることに気持ちが向いているので、椅子の色など気にとめていません。ある意味当然の現象ですが、驚くべきことだとは思いませんか。

しかし、もしこの椅子に画鋲《がびょう》や汚物のようなものがついていたら、患者さんは座るのを躊躇《ちゅうちょ》するでしょう。無意識に身の危険を避けます。

これが、**患者が負の情報収集だけを熱心に行ってしまうからくり**です。

家族はもちろん、友人知人も皆親切に情報収集に協力してくれます。こちらが希望しなくとも……。

数年前まで、医師と患者は圧倒的な情報強者と情報弱者の関係が普通でした。

今はどうでしょうか。必ずしもそうとは言えません。

理由はインターネットの普及です。

過去一〇年でわれわれを取り巻く情報量はどのくらい増えたと思われますか。

総務省の報告では、なんと五六一倍です！

この情報の大波を乗りこなせるほど、果たして人類の能力は進化しているのか、はなはだ疑問ですが、襲ってくる大量の情報は逃れられない事実であり、今後も加速度的に増大していくことでしょう。

**この状況を医療に当てはめると、予防としてどのような準備をすればよいのか、病を実際に誰に相談するのか、どのような治療を選択すればよいのか、とても決めにくくなっているということです。**

## 「バカ」は医者に殺される？

時に人は「バカ」になります。

ここで言うバカとは**「不安や恐怖で論理的思考ができない状況」**です。

脳のなかでは、理性や論理的に考える機能はおもに前頭前野《ぜんとうぜんや》が受けもち、怒りや不安などの感情は大脳辺縁系《だいのうへんえんけい》が司ります。

どちらも生命活動にとって必要なものであり、どちらかを選択的に働かせながら、わたしたちは思考活動をしています。

病を患《わずら》う患者は感情的になっていて当然です。生物的に生存の危機に直面しているのですから。

しかし、**やみくもに感情的になってしまうことは百害あって一利なしです。**

自らの行動の選択をするうえで、論理的思考はきわめて重要です。

病を患ったからといって、闘病だけが人生ではありません。日常さまざまな活動を行っているはずです。あまりにも大脳辺縁系が優位に働くと、生活を送るうえで弊害が出てきます。

そして意外と気づかれていないことですが、**人間の感情は他者にも伝播《でんぱ》します。**

怒っている人がそばにいると嫌な気分になるし、安眠している赤ちゃんを見ると微《ほほ》笑《え》んでしまいます。

つまり、患者があまりにも感情的になっていると治癒の妨げになるどころか、医療事故を引き起こす原因にもなり得ます。

最近、**アンガーマネジメント（怒りのコントロール）**という概念が注目され、書籍も多数出ています。怒りが不都合を生みだすため、制御したいと思っている人が多いことの証明でしょう。

**怒りなどの感情はアドレナリンとコルチゾールの分泌を促進し、血圧と血糖値の上昇を促します。不安も同様です。**交感神経が活発に働き、心拍数が上がり、冷や汗が出るなどの経験は誰しもおありだと思います。

少し前に睡眠不足と肥満との関係が筑波大学から発表されましたが、それは睡眠が

**前頭前野の機能**

- 意思決定する
- コミュニケーションをする
- 行動を抑制する
- 思考する
- 注意を分散する
- 意識・注意を集中する
- 記憶のコントロールをする
- 情動の抑制をする

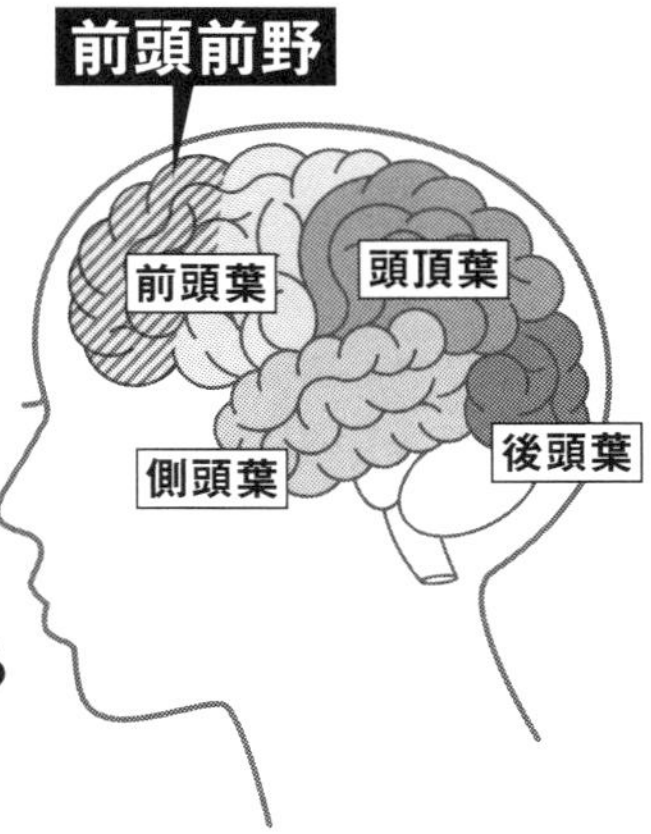


不足することによって前頭前野の機能がうまく働いていないことが原因ではないかと推測されます。前頭前野は脳の最高中枢と考えられていて、思考や創造、社会的活動など多様な機能に関係している部位です。

医師が当直明けなどのストレスが多い状況で、なぜかコッテリしたものが食べたくなるという衝動に駆られるのも「医師あるある」の一つです。

## これだから病は治らない

**人間は現状維持を好みます。**

「人間って変わらないものでしょ」「わた

しってこういう人だから」などと言います。支持政党も、ひいきの野球チームもそう簡単には変わりません。

じつは、これは人体においても同じです。

暑ければ汗をかきます。これは汗が冷却機能を担っているからです。三六度前後の体温を保とうとします。オシッコをしたあとブルブルと震えるのは、逆に排泄《はいせつ》した水分の分だけ、温度を上げるためにいわば自家発電しているのです。身体《からだ》が「発汗する」「ブルブル震える」という方法で元に戻そうとしているわけです。

**人体のもつ「現状維持機能」は非常に生理的、かつ保守的なものです。**

「自然治癒力」という言葉をご存じの方も多いでしょう。

加齢や感染、環境その他もろもろ、何らかの理由で現状を壊す異常事態が発生すると急いで修復しようとする機能のことです。感染して発熱するのは、病原微生物を殺すためです。しかし発熱が長引けば、今度は自分自身の身体が消耗するわけですから、根比べになります。

とすると、病とは風邪に代表される急性・一過性のものであれ、生活習慣病などの慢性のものであれ、がんであれ、**「身体が以前と違う現状を選んでしまった状態」**と言えます。

精神疾患の場合はやや複雑ですが、脳も身体の一部であることを考慮すれば同様の定義ができるでしょう（読み進めるうちに理解していただけると思いますが、本書の提言は精神疾患にも効果を発揮します）。

医学の目的は、病に陥る原因を解明し、その治療法もしくは予防法を開発することです。その目的に向かって、日夜研究が進んでいます。しかし患者の立場からすれば、自分の病が原因と対処法が解明されているものとは限りません。

ここではとにかく、**「病とは、身体が以前と違う現状を選んでしまった状態」**とだけ理解しておいてください。

## 病院は居心地がよい？

よく患者さんから、

「血圧の薬は一回飲み始めると、一生飲み続けなくちゃいけないんでしょ?」

と訊《き》かれます。

そんなことはまったくありません。事実、当院では多くの患者さんが血圧の薬を卒業しています。ただし、**「薬なしで、身体が以前の状態を現状として認識する環境が整った場合は」**という限定がつきます。

痩せることで薬なしを達成する人もいます。食事内容の変更で達成する人もいます。職場が変わっただけで血圧が下がる人もいます(アドレナリン分泌と因果関係がありそうです)。

いずれにせよ、**長年かけてでき上がった「現状」から逃れるのは至難の業です。だから多くの人は、薬を飲み続けなければならなくなるのです。**

たとえば生活習慣病を患った場合、これまでの習慣をやめるのは大変な労力が必要です。それで、さまざまな理由をつけて現状にとどまろうとします。

「現状を維持しようとする力」を変えることは大変なことですが、新たな目標を設定することで実現できることもあります。

マサチューセッツ工科大学の教授で「人工知能の父」と呼ばれているマーヴィン・ミンスキー教授は、**「人は興味関心があってはじめて学習できる」**と語っています。逆に言えば、興味や関心がなければうまく学習できないということです。

病にばかり気持ちが向かうのは楽しいことでしょうか？

好きな食べ物や嗜好品《しこうひん》を制限することは心地よいでしょうか？

答えはノーでしょう。それが、「生活習慣病という現状を選んでしまった状態」を変えることができない理由なのです。

病気になって入院することを喜ぶ人はいません。しかし誤解を恐れずに申し上げますと、必ずしも入院を皆が忌み嫌っているわけではありません。医学的に必要ないと思われるケースでも入院を希望される方は多いですし、潜在的に入院を求めているとしか思えない方も大勢いらっしゃいます。

病院は意外と居心地がよいのです。

医療がサービス業と言われて久しいのですが、病院が、患者さんに快適な環境を与えようと営業努力しすぎるのも考えものです。**入院に心地よい感覚を抱いてしまって**

**はダメなのです。「入院患者という現状を選んでしまった状態」として身体が勝手に反応してしまい。治癒の妨げになるからです。**

そのため、私は患者さんが入院することになったら、

「必ずすぐに帰ってくるように」

と入念に言い聞かせます。とはいえ、入院よりも楽しいことが自宅や私生活になければ難しいのですが。これについては後述します。

## 「余命○か月」の大ウソ

日本医科大学腫瘍《しゅよう》内科の勝俣範之《かつまたのりゆき》教授は、余命の告知は当たらないし、意味がないという理由から**余命宣告の廃止**を提唱しておられます。

余命宣告がいかなる根拠に基づいてなされるかというと、当然過去のデータの集積です。

医学は科学の一分野ですから、データを大切にするのは当然です。しかし、生死を

問題にする限りにおいては、人間の個体差を重視しなければなりません。何より、**患者さん個人にとっては「データがどうであれ、治ればいい」のです。**

実際、医師の告知が外れるケースは少なくありません。

「妻は医師に余命三か月と言われましたが、二年間もちました。よく頑張りました」

このように、ご身内の最期を語る方はたくさんいらっしゃいます。

余命宣告より実際の余命が長くなって、医師が訴えられたという話は聞いたことがありません。しかし、余命を長めに宣告し、実際の余命が短かった場合、問題になるケースはあります。なので、医師は余命宣告する際、短めに言う傾向があります。

じつはこれが大問題なのです。**医師による短めの宣告が患者に不利益をもたらす誘導となるのです。**詳細は後述します。

現場にいる医師は予想外の出来事を日常的に経験しています。「痛みがないなんて不思議ですね」というレベルから「がんが消えている。信じられない！」というレベルまで。そういったケースでは、「まあ、そんなこともあるさ。科学で説明できないこともあるもの」とあっさりと追及をあきらめてしまいます。

## 自己責任論は無責任だ

少し前に、某アナウンサーの**「透析患者の自己責任論」**が物議を醸しました。社会保障費を削減する必要性を訴えるときに、同種の発言をする政治家や知識人もしばしば見かけます。

自己責任とはいったい何でしょう。

生活を含むライフスタイルすなわち行動性向は、生活環境や文化や教育、周囲の人々からの影響によってつくり上げられます。たとえば——

・ファストフードや酒類はどんどん安価になっていく。
・コンビニが乱立し、二四時間いつでも食料が手に入る。
・交通インフラの充実や家電の利便化が運動不足を招く。
・メディアがグルメ番組を流しまくる。

・遺伝子組み換えなどもこれからますます増えそうだ。
・原発事故による放射能の問題も未解決だ。

**こうしたなか、国もグルになって病をせっせとつくっていると言えるのではないでしょうか。**

貧困の連鎖という言葉を聞くようになって久しいのですが、経済格差は確実に教育の機会不均等と、そこから生ずるさまざまな不公平を生みだしています。

一五年ほど前のことです。同じ時期に、有名私立高校と、所得の低い地域にある公立高校で学校検診をしました。印象的だったのは、公立高校の生徒に圧倒的に肥満が多かったことです。親の所得と肥満の傾向に強い逆相関が認められたのです。

日本はついに、所得に関係なく、カロリーを十分にとれる国になったのだなあと実感したものです。

それから一五年経《た》った今、その生徒たちのなかには、生活習慣病を発症している人も少なからずいるはずです。糖尿病が主たる原因である透析患者になる人が将来出てくる可能性も高いでしょう。

果たして、それはそれぞれの自己責任なのでしょうか？

後日談ですが、その公立高校で、修学旅行を断念しかけていた障害のある生徒を、同級生が力を合わせて連れて行ってあげたというエピソードを聞きました。ちょっとヤンチャな雰囲気の生徒が多い学校ならではの熱いエピソードでした。

ともあれ、**多くの人が他者に与えられた環境と価値観のなかで生きているのだから、われわれは他者に自己責任を強要すべきではない**というのがわたしの意見です。

一方で、自分の全行動を「自己責任」と言えるように前頭前野を働かせ続け、絶対にバカにならない生き方をしたいものです。

## 病の苦しみから逃れるには

二五〇〇年前のお釈迦《しゃか》さまの時代から変わることなく、「生老病死」は人間の避けることのできない宿命です。

そして古今東西、人間の三大悩みは（優先順位は変われど）、「人間関係」「お金」「病」に尽きると言えます。この三つはそれぞれが他の二つの原因にもなり得るので、事態はいっそう複雑化します。

病に関して言えば、健康には古代から皆興味津々だったことは、江戸時代に書かれた貝原益軒《かいばらえきけん》の『養生訓《ようじょうくん》』にも詳しく記されています。

**病に対する人間の態度は、医療の発達程度とは無関係なようです。**これからどれほど医学が発達しても、「このくらいで満足しようか」とはならないでしょう。

人は生きられるのなら、いつまでも生きたいし、禿《は》げずにすむなら、何歳になってもふさふさの髪でいたいのです。

「何歳になったからこのくらいで満足する」というのは、そのときの状況や環境に依存します。だから寿命は昔よりぐんと延びたし、数十年前の六〇代と現在の六〇代では服装や容貌《ようぼう》がまったく違います。

**人間にとって死の恐怖は根源的なものです。死を恐れ、病を恐れます。その恐れが人間を苦しめます。**

しかし、もし死の瞬間まで死のことを考えなければ、病と死との因果関係を想起しなければ、苦しみから逃れられるかもしれません。果たしてそんなことが可能でしょうか。

わたしは可能だと思っています。それには、**病を忘れられるほど没頭できる何かをもっていること**が条件です。その技術については後の章で説明します。

## 家族が病んだときに気をつけること

家族が病むことについて考えてみましょう。

多くの人は、自分が病むより先に、親などの年配者が何らかの病名をもちます。そのとき家族は、病名について情報を収集し、いろいろな準備をすることになります。そこで初めて病院を経験する人もいるでしょう。

ここで気をつけなければならないことがあります。

病人と接すると、必ず「共感」という感情、「同調」という反応が生まれます。親しい家族であればなおさらです。

心理学用語にも「情動伝染」という言葉があります。ある人から別の人へ気持ちが伝わることです。一般に「以心伝心」と言われているものに近いかもしれません。

**共感や同調によって、ほかの家族が自律神経に変調をきたすことがあります。**動悸《どうき》・胃痛・のどのつまりや不眠などの症状がしばしば出現します。年齢が高い場合は、自分も何らかの疾患にかかったのでは、という気になります。

すると、自分の症状に対する情報収集も行うようになるため、いっそう日常生活が窮屈になってきます。

先日、八八歳になる患者さんが娘さんをがんで亡くされました。娘さんががんに侵されているとわかったとき、その方の落ち込み方は尋常ではありませんでした。かいがいしくお世話されていましたが、ご高齢での介護はさすがに大変で、体調も崩しがちでした。とくに原因不明の胸部不快症状をずっと訴えておられました。懸命な介護もむなしく娘さんはお亡くなりになりました。すると、不思議なことに胸部不快症状はすっかり消えてしまったのです。

このようなことは決して珍しくありません。**親しい家族であるほど、感情や症状が同調する**のです。

## 認知症は「無意識化の集大成」

高齢になれば認知症にかかるリスクが高まります。

認知症はかかりたくない病のつねに上位を占める疾患です。高齢化が進む世の中で、本腰を入れて対策を立てる必要があります。

予防として、生活習慣病にならないことや、アルコールを控えること、一方で楽器演奏や旅行をすることなど有効な習慣も多々報告されています。どれも一定の効果があるのは間違いないでしょう。

ここで、認知症を**「無意識化の集大成」**と定義したいと思います。認知症にもさまざまなタイプがあるので、一概に言えませんが、そう定義すると対策が見えてきます。

「無意識化の集大成」とは、どういうことでしょうか。

人間に限らず、動物はなるべく合理的・経済的に行動しようとします。目的地までわざわざ遠回りしません。本来、時間を節約するのは他の目的を果たすためだったはずです。移動先での所用が重要なので、移動にかかる時間は極力少なくしたいということです。

そのため、合理的・経済的に行動し、時間を節約することだけを無意識に行うようになっていきます。

たとえば、いつも使うボールペンを手が届かない遠くに置いたりはしないでしょう。ほとんど無意識に近くに置いておくはずです。同様に、わたしたちは「無駄をはぶく」という行為をどんどん無意識に行うようになっていきます。そして、今朝何を食べたかも覚えていない状態になります。

若い人でも日常生活のほとんどを無意識に行っている人を見受けます。

これは大変好ましくない状況と言わざるを得ません。**無意識行動を意識化する必要があります。**その方法については後の章で詳しく説明します。

## その「くせ」が病をつくる

予防医学を提唱し、その普及に貢献した故・日野原重明《ひのはらしげあき》先生は、医学教育の祖ウィリアム・オスラー（一八四九〜一九一九）の教えに感銘を受け、指導に活かしていたそうです。その一つが「習慣」に対する認識です。

日野原先生は習慣の重要性に着目し、次のような言葉を残しておられます。

**「習慣に早くから配慮した者は、おそらく人生の実りも大きい」**

日野原先生が、成人病と呼ばれていた病を「生活習慣病」と名付け、普及するに至ったベースにはこの考え方が流れていたのでしょう。

習慣とは、必ずしも行動のことだけではありません。

無意識で行ってしまうほど習慣となるためには、「考え方の傾向」というようなものが存在しているはずです。たとえば、「楽な手段を選ぶ」、あるいは「わざわざ面倒な方法を選ぶようにする」。「後悔する」、あるいは「過ぎ去ったことはくよくよ考えない」。このように、自分の考え方の傾向があるはずです。

これらをまとめて**「くせ」**と呼ぶことにします。

たとえば、「すぐに頭にきてしまうくせ」をもつ人は、ぜひ怒りをコントロールしてください。先述したように、怒るとアドレナリンが出て、交感神経が主導になります。すると血圧と血糖値が上昇し、将来、動脈硬化が進行する可能性が高まります。

深夜の討論番組で有名な『朝まで生テレビ！』で怒鳴っていたコメンテーターが、軒並み脳卒中になって晩年を過ごしていました。さもありなん、と感じたものです。

怒りが何よりよろしくないのは周囲への悪影響です。怒りの感情はとにかく周囲に伝播します。**怒りっぽい人は、自身の怒りが周囲の人の寿命を縮めることになると認識し、自重してください。**

余談ですが、わたしの診療所では、家族がカーッとしそうになったら、すぐに違う話をするというテクニックを指導しています。うまくできるようになれば人生が楽しくなります。

「ところでさっき何食べたっけ？」とか、「お父さんの好きなあの女優なんて名前だったっけ？」などと訊いて、カーッとをカットするのです。

## 飲酒という日本人のくせ

くせの問題を考える際に忘れてはならないのは**「飲酒問題」**です。意外と知られていませんが、多くの国では自由に飲酒できる場所が決められています。アメリカでは、多くの都市で路上飲酒はブタ箱入りです。何よりイスラムの多くの国では飲酒自体が違法です。

一方、日本では電車内に缶ビールが転がっていることさえあります。

強調したいことは、**酒は非合法ではないけれども「薬物（ドラッグ）」だということです。アルコールは身体依存も精神依存も非常に強い薬物です。**

かつて、医学部を含む有名大学の学生数人が女性を酔わせて集団暴行する事件が相次ぎました。鬼畜の所業です。学生たちには、自分たちがエリートであり、何をしても許されてしまうという傲慢《ごうまん》さや甘えがあったのかもしれません。彼らは、犯した罪を一生かけて償わなければなりません。被害を受けた女性のことを考えると、とても痛ましく、心が苦しくなります。

彼女たちが悲しみから回復してくれることを願うばかりですが、この事件の病理はどこにあるのでしょうか。

エリートの傲慢？ 彼らの残虐性？ 集団心理？

さまざまな観点から、紙上やネット上で議論されます。この手の事件は、報道が時に被害者へのセカンドレイプにつながることも大変罪深いことです。

ここではあえて違う観点を提示させていただきます。

## この事件はアルコールなしでも起きたのでしょうか？

飲酒の関与についてほとんど議論されていないことに違和感を覚えるのはわたしだけでしょうか。わたしは、アルコールが薬物であることが意識されないように何らかの意図が働いているとすら感じます。

何かと悪者にされる「娯楽性のある薬物＝タバコ」では起きにくい事件です。

日本はもともと飲酒に非常に大らかな国です。幼少時に「飲んでみるか？」と大人から勧められることもあります。未成年の飲酒も叱《しか》られる程度で、そこには仕方ないなというあきらめの気持ちも含まれているように感じたものです（少なくとも個人の経験としては）。

そして大学生になると、部活動をする学生は上級生から強制的に飲酒させられます。社会人になっても職場のつき合いという名のもとに飲酒。冠婚葬祭でも飲酒……。

これらはあくまでも**「ジャパニーズ・カルチャー」**です。

かつてジャマイカを旅したとき、日本ではとんでもない非合法麻薬扱いの大麻喫煙者がたくさんいました。ジャマイカでも大麻は違法であるにもかかわらずです。彼らに、なぜ許されるのかと理由を尋ねると、「カルチャーだから仕方がない」との答えでした。

ここで問題となるのは、「法律」と「カルチャー」はどちらが強制力が強いのか、です。日本でも未成年の飲酒は「違法」ですが、前述のように「カルチャー」で許される傾向があります。日本では成人の路上飲酒は「合法」ですが、アメリカでは成人でも路上飲酒は「違法」です。アメリカにおける大麻は、アングラカルチャーの面があるらしく、「合法」と「違法」の狭間《はざま》のようですが、合法州が増えている現実をみると、今後「カルチャー」が勝つのかもしれません。

大麻と酒の人体に与える影響に関してはさまざまな議論があります。どちらが安全だという結論はたぶん出ないでしょうが、どちらも**「娯楽性のある酩酊《めいてい》薬物」**であることだけは間違いありません。

**日本で飲酒がそれほど咎《とが》められない理由として「カルチャー」のほかに、経済原則が働いていることもあるのでしょう。**酒税は国にとって安定した税収ですし、なんといっても有力な酒造会社はみな経団連に属しています。

医学的観点からみれば、飲酒は認知機能障害、内臓障害、うつ病の大きな要因です。

## 環境がアルコール依存症を生んでいる

人間は酒と何千年もの間、上手につき合ってきました。とくに娯楽の少ない時代には貴重なものだったでしょう。しかし、現代にはさまざまな娯楽があります。酩酊状態を引き起こす酒だけで時間を消費するのはじつにもったいない。

「芝浜」という落語をご存じでしょうか。酒飲みでぐうたらな夫を更生させるために、夫が拾ってきた大金（四二両）を妻が三年間隠すのです。「酔って、夢でも見てたんじゃないの？」と言って隠していたのです。

改心した夫は三年間遮二無二《しゃにむに》働きます。落とし主不明になったとき、ようやく妻が夫に告白します。そして、「もう大丈夫だから飲んどくれ」と言う妻に夫が言います。「やめとく。また夢んなるといけねえ」というオチです。

**飲酒習慣も紛れもなく「くせ」に違いありません。酒なしでは楽しめないという状況が増えている人は要注意です。**酩酊している間は竜宮城で、酔いが醒《さ》めたら浦島太郎では切なすぎます。

わたしの身内にはアルコール依存症と思われる人が数人いました。アルコール依存症は本人の素因だけでなく環境も手伝ってつくり出される病です。

くせが病を引き起こす代表例として、飲酒について長々と書きました。賛同してくださる方も、気分を害する方もおられると思います。それでも、飲酒というくせが病を呼びよせることについてご一考いただけると幸いです。

## 「病」と「病気」は違うモノ

本書では、「病」という言葉を使っています。あえて「病気」という言葉は使っていません。

それは、**「病」と「病気」は違う**という考えからです。

日本語とはつくづく不思議な言語です。

その代表に「病」と「病気」という言葉があります。日常的にはほぼ同じ意味として「病」と「病気」は使用されています。英訳しても“illness”と同じ訳が当てられています（ちなみに疾患は“disease”と訳され、区別されています）。

しかし、「やれやれ、また悪い病気が始まった」とは言いますが、「悪い病が始まった」とは言いません。「病は気から」とは言いますが、「病気は気から」とは言いません。

昔、「ほとんどビョーキ！」というギャグ（？）が流行ったことがありますが（古い……）、「ほとんどヤマイ」と言った人は皆無です。

本書では、「病は気から」ではなく、「病は言葉から」という信念のもと、"illness" の意味として「病」を用いてきました。

**お釈迦さまの時代から現在に至るまで生老病死は避けられません。病はすべての人間が経験することです。**だからこそ正しいつき合い方が必要だし、あるはずだと確信しています。

それに対して、**病気はまさに気が病んでいる状態**です。

「気」を使った言葉はじつに豊富です。「気が合う」「気になる」「空気を読む」など無限にあります。

漢方医学では「気」の概念は非常に重要です。気は滞りなく流れていないといけないと教えます。気を上げる薬剤、鎮める薬剤もたくさんあり、日本でも保険適用になっているものがたくさんあります。

代表は「補中益気湯《ほちゅうえっきとう》」です。漢方の著書を多く出されている大田黒義郎先生は自身の講演で「この薬だけで繁盛させる自信がある」と言います。

わたしもよく投薬しますし、ファンの多い薬です。この薬のエキス剤を外来で、患者さんの前でお湯に溶かせて飲んでもらうことがあるのですが、本当にガラリと様子が変化することがあって、気の存在を感じます。

**病むことはあっても、病気になるかどうかは自分の「気」の居所次第**だということです。

次章から、「くせ」と「言葉」のつながりに言及していきます。

# 第2章

# 「病は気から」ではなく「病は言葉」から

# 花粉症の原因は思い込みが九割？

アフリカにボランティアで行った方が現地の人に言われました。

「わたしたちがほしいのはコーンの缶詰ではない。コーンの種がほしいんです」

缶詰はその場の空腹を満たしますが、食べてしまえばおしまいです。

かたや、種は将来につながります。

真の言葉は缶詰のようなものではなく、将来に実を結び、次の世代へと引き継がれていく種です。


花粉症でつらい思いをしている方は大勢いらっしゃいます。ある統計では三三〇〇万人とも試算されています。もはや国民病とも言えます。時期が近づくと戦々恐々。ラジオやテレビから流れる花粉情報が気になります。

時々医院を訪れる四〇歳の女性の話です。花粉症の薬を希望して来院されましたが、いつもと様子が違い、なんとなくソワソワと落ち着きがありません。

わたし「今日は鼻水？　それとも鼻づまり？」

患者さん「なんか、それどころじゃなくて。息子の受験が気になりすぎて、鼻が詰まってんだかどうかすらわからないんです」

わたし「鼻より息子が通ってほしいということやね」

こんな会話をしたことがあります。

花粉症人口が三三〇〇万人とすると、日本人の四人に一人の割合になります。これは現場で受ける印象より多いと感じます。

当院では、花粉症にはもっぱら対症療法です。

患者さんによって生活状況が違うので、オーダーメイドで点鼻薬や内服薬、目薬を組み合わせます。内服薬は眠気対策が必要かどうかなどを考慮してアレンジします。

シーズンだけの症状であることと、ほとんどの患者さんがその対応で満足しているので対症療法のみのケースが大半です。

花粉症の治療としては、「舌下免疫療法」が鳴り物入りで登場しましたが、実際の評判に関しては、それほどではないというのが現在の正直な感想です。

この舌下免疫療法の有効性に関するデータを見て面白い発見がありました。

二重盲検テストで、プラセボ群がめちゃくちゃ効いていたのです！

二重盲検テストとは、医師と患者双方で薬が偽薬かわからない状態で投薬を行います。そして、薬が偽薬に対して明らかに効果を示した場合、その薬が採用されます。

なぜこんな手法をとるかというと、偽薬にも効果があるからです。

これを**「プラセボ効果」**と言います。プラセボ効果について簡単に説明しましょう。

## プラセボ効果、恐るべし

プラセボは、ラテン語で「喜ぶ」の意味のplacereの第一人称、未来形です。

旧約聖書にはこんな言葉があります。

「わたしはこの世であなた（神）に喜んでもらえるようにいたします」

この「喜ぶ」がプラセボです。

たとえば、頭痛やむかつきがあるときに頭痛薬やむかつき止めを飲むことがあります。当然ながら、医学研究に基づいて開発された頭痛薬やむかつき止めを飲むと、薬理作用によって症状が軽減するはずです。

しかし、**薬を飲んだあとに症状を軽減するのは薬だけの効果ではないのです。**わたしたちが薬を飲むときは「頭痛がましになってくれ！」とか、「むかつきがおさまってほしい！」と思っています。そうすると、**「薬を飲んだのだから痛みやむかつきはきっとましになるはずだ」という心理的効果**が働く可能性があります。

仮に、飲んだものがただの小麦粉を固めてつくった偽の錠剤で、まったく薬理効果がなかったとします。論理的には、この薬（小麦粉）を飲んでも、痛みやむかつきがましになるはずはありません。

ところが、場合によっては三人に一人の割合でこれらの症状が軽減するのです。このように薬理作用がまったくない薬を投与しても、薬の効果が出ることを「プラセボ効果」と呼びます。

**プラセボ効果は、主観的な苦痛の場合に起こりやすいことが判明しています。**

これは高校時代の友人から聞いた実話です。

その友人の祖父は開業医でした。戦後まもなく、ヒロポンを求めて中毒患者が何人も来ていたそうです。ヒロポンとは、メタンフェタミンつまり覚せい剤のことです。戦前の日本では合法であったため、たくさんの中毒者が出ました。その中毒患者の一人に「この新薬はヒロポンとは比べものにならないくらい強い薬だからね。新薬だからただで処方するけど、もうこれが最後だよ」と小麦粉を処方しました。

後日、その中毒患者が「先生、あの薬はこれまでのヒロポンとは比べものにならないくらいよく効くよ、お願いだからもう一度だけ出しておくれよ」とやって来たそうです。そして「これが本当に最後だよ」とやはり小麦粉を処方したそうです。

プラセボ効果恐るべし、です。偽薬の効きめが半端ではなかったのです（もちろん本物の薬のほうが有効ですが）。そして、友人の祖父はまちがいなく名医といえるでしょう。

**花粉症の病状も心理的効果に大きく左右されます。**

プラセボ効果が非常に表れやすい疾患としては、ほかに不眠症もあります。NHKの某番組内で放送されたことで某社の睡眠薬を希望される方がわたしの診療所にも押し寄せました。当時、同番組で糖尿病にも効果があると喧伝されましたが、医学的根拠がないということで批判にさらされている薬でした。この薬剤も二重盲検テストでプラセボ群がとても効いていました。

医療関係者の皆さんがこれを読んでいれば、「今さらプラセボ!?」と感じる方も大勢いらっしゃると思います。しかし、プラセボ効果は侮れません。

**プラセボだけで治せれば、それこそ超名医です!**

実際、プラセボ効果については現在もハーバード大学で真面目《まじめ》に研究されています。二〇一〇年より始まった同大学のプロジェクト研究により、医師と患者の関わり方が与える影響や、プラセボ効果の利用で薬や手術の効果をより高められる可能性が示唆されています。

## 「脳」がアトピーを治す

**なぜプラセボが効くのでしょうか？**

**それは人間が関係性の動物だからです。**古代ギリシャの哲学者アリストテレスは**「人間とは社会的動物である」**と言っています。

人には共感する能力があります。**医師と患者との関係性がしっかりと構築できていれば、プラセボ現象が起きやすい**ということです。

これは**「権威暗示」**によるもので、**「白衣暗示」**とも言います。

とすれば、権威を感じることができる名医を探し、プラセボ現象をがんがん発揮するのが病に対する良案だと思いませんか。

ただし問題もあります。それは、プラセボが、ポジティブばかりではなくネガティブにも表れること。

**往々にして、医師のデータに基づく前例主義が患者の可能性を狭めてしまうことが**

**あります。**医師のあきらめが、患者に文字通り絶望的状況を生み出してしまわないように細心の注意が必要です。

**医師のあきらめによって発する言葉があたかも「呪い」のように働くのです。**

わたしの患者さんに、高校生の頃、アトピー性皮膚炎がひどくて顔に包帯をグルグル巻いて登校し、ミイラ男といじめられた方がいます。初診から五年ほど経過し、今では半年に一回保湿剤をもらいに来る程度の通院頻度です。

かつては「ミイラ男」のトラウマが彼をしばり、アトピー性皮膚炎で連敗中という意識を強く持っていました。責任を持って仕事もこなし、家庭生活を築いている人物なのに、過去のトラウマが足の裏に突き刺さった小枝の端くれのようになっていたのです。

そんな彼に「もう治ってるよ、完全に」「そろそろ治ってあげたら」「いつまで付き合ってるの？」などと、彼自身に主導権を握るように語り続けました。

ステロイド治療にも強い偏見を持っていたので、「なかなか治りにくいときは使ったらええやん。もう大人なんだから」と言ってあげました。許可されたと感じた彼の顔にはあきらかに安堵感《あんどかん》が溢《あふ》れていました。

彼に問いました。

「何でこんなによくなったと思う？　体質が変わったのかな？　それとも脳が変わった？」

彼は答えました。

「脳だと思います」

彼が「これでよくなる」と確信するまでたしかに時間はかかりました。彼は**「治ってよい」という自分への許可**をなかなか与えられずにいたのです。

「また悪くなるんじゃないだろうか？」

少しよくなっても、そう考えてしまいがちです。そして、それを言葉に出してしまいます。

**ある種の病を克服するには自信が絶対に必要です。「再発するかもしれない」というリミッターを外す必要があるのです。**

やや余談ですが、脳のリミッターは自己実現にも大いに関連します。たとえば、政治家という職業を考えると、安倍晋三氏や小泉進次郎氏は幼少時から政治家の家庭で育ったので政治家になれた可能性が高いのです。

サラリーマンの家の子が、議員になりたいと考えても周囲からたくさんの矢が飛んできます。

「うちの家系に政治家はいない」

「うちの学校のOBで政治家はいないなぁ」

「おまえが政治家？　なれるわけないじゃん！」

わたしの妻は医師になりたかったそうですが、高校入学時に担任から「家が医者じゃない生徒で医師になった前例はないなぁ」と言われ、夢が砕け散ったと語っていました。

反対の例です。実家が江戸時代から続く医者家系の友人は、小学校の学芸会で物語とまったく関係ないにもかかわらず白衣を着て出演させられたそうです。彼は紆余《うよ》曲折《きょくせつ》の末、三浪して医学部に入学しました。

この二人の差がおわかりいただけるでしょうか？

もちろん周囲からどんな言葉をかけられようとも意志を貫く人はいますが、リミッターをつくり出してしまう社会的構造が存在することは否めないでしょう。

そして、**多くの人が自ら脳にリミッターを装備してしまいます。**

**加えて、人はポジティブな暗示より、ネガティブな暗示を圧倒的に受け入れやすくできています。**

先のミイラ男といじめられたアトピー患者さんは、リミッターを外さなくてはなりませんでした。そして、それを達成できたのです。このことは彼の人生にとってどのような意味をもつのでしょうか。

彼は「リミッターをもつことで遠回りすることがないように、自己実現していくことの大切さが身に沁《し》みた」と語っていました。

## 肩こりになるのは日本人だけ

今から三〇年ほど前のことです。親友と一緒に自動車免許を取ろうということになり、運転免許取得の合宿に参加しました。その際に、強面《こわもて》の教官にひるんでしまい、少々苦労した際に、先輩から助言されました。

「右よし、左よし、と指差しして確認するんや。真面目アピールで評価上がるで」

さっそく実行すると、すんなりパスしました。

電車のホームでは、駅員が乗客の乗り降りを指差し確認しています。確認すべき方向を指差すことで、見落としを明らかに減らす効果があるからです。実際、記憶したいことがあるときに指を差すと、思いのほかスムーズに記憶できます。

言葉にするのも、同じような効果があります。

**あいまいな症状や現象も「名付け」るだけで、意識にのぼりやすくなります。**

「名付け」といえば、マフィア映画『ゴッドファーザー』のタイトルにあるゴッドファーザーとは「名付け親」という意味です。カトリックでは「名付け親」は非常に大きな存在です。マフィアの多くはカトリックなので、重要な存在を表す言葉として使われています。

ところで、近年うつ病の患者数が急増しています。統計処理には少々疑問がありますが、以前と比して増えているのは間違いありません。

人は、「自分はうつではないかしら？」と思ったら、その状況に見合う自らの症状を探してしまいます。

言葉を侮ってはいけません。

言葉には必ず、「感情」と「映像（イメージ）」がくっついてきます。

「眼精疲労」「肩こり」というものは日本にしかない病名だと知っていますか？

**言葉（ここでは病名）が存在すると、その言葉の存在を無意識に自分自身のなかに探し出します。そして、当てはまった瞬間に不思議な安堵感が生じるのです。**

言葉のもつ「業」を医療関係者は再確認する必要があります。患者側もその現象を理解することが大切です。

## 夜中にうなされる理由

誰しも、夜中にうなされて目を覚ました経験をもっているでしょう。

原因として、空想上の恐ろしい体験もあるかもしれませんが、過去に経験した嫌な思い出や恐怖体験が多いのではないでしょうか。明るく楽しい記憶が蘇《よみがえ》って夜中に起きてしまったという話はほとんど聞きません。

アラート（警告音）というものは、耳に残るように設計されています。音色や音量などさまざまな警告の発し方があります（最近のニュース番組では、効果音がまるでサスペンスドラマのように使われていて、やりすぎではと感じることがあります）。

**人間の脳はさまざまなアラートに敏感に反応します。**

これは、おそらく太古の昔に生き残るために必要な能力だったのではないかと推察されます。同じ失敗をしないためには、危険な場所や危険な体験を記憶する必要があります。そういう能力を有していた生物の末裔《まつえい》がわれわれです。

しかし、情報量が爆発的に増大している現代社会で、原始的にアラートばかりに反応するようになるとどうなるでしょう。

これからは情報を適切に処理できる人間だけが生き残れるのではないでしょうか。病に対するさまざまなアラートに適切に対応できるようにならなくてはなりません。

## 人は「暗示」にかかりやすい

自ら自発的にそれに従おうとする関係性のことを「権威」と言います。

医学統計において、バイアス（偏りを生じさせるもの）とされるものの一つに**「ホーソン効果」**があります。いわゆる「ご利益《りやく》」です。

**ホーソン効果とは、信頼する医者が自分に期待してくれていると感じることにより、たとえばダイエットなどの行動の変化を起こし、病気がよくなる現象を言います。**

白衣を着ている人が講演などをすると、それだけで信憑性《しんぴょうせい》が増すという「白衣暗示」などはまさにこれに当たるのではないでしょうか。

ひと昔前まで医師には高い権威性がありました。しかし、医療事故や医療訴訟などが注目されるようになって、医師の権威は落ちてきたように思います。

僭越《せんえつ》ですが、わたしの診療所に来院される患者さんのなかにも診察室に入ったら治ったとおっしゃる方がたまにいます。

わたしは「皆さんそうおっしゃいます」とうそぶきつつ、嫌な気がするはずありません。患者さん全員にそう言われれば、スーパー名医ですよね！

先日、黒澤明監督の映画『赤ひげ』を観ました。

考えさせられるシーンがたくさんあったのですが、もっとも印象的だったことは当時主演の三船敏郎が現在の自分と同い年（四六歳）だったことです。貫禄《かんろく》の違いに愕《がく》然《ぜん》としました。わたしが開業している下町の患者さんにはいまだに医師に「赤ひげ」像を求める人がおられますから、精進が必要です。

もし、権威で病が治るのであれば、権威のある医師はどんどんそれを利用すべきです。もちろん、権威とは偉そうな態度のことではなく、あくまでも患者を治す力があるからこそ、権威は発生します。ただし**「権威暗示」**には注意が必要です。

**前章で余命宣告が当たらないと記しましたが、余命宣告の弊害は「権威暗示」による誘導です。**

権威暗示とは権威のある人から説得されると暗示がかかりやすくなり、その方向に物事が進行していくことです。とくに医師が病にかかった場合にかなり顕著にみられる現象です。正確にデータはありませんが（出しようがないのですが）、**医師ががんなど難治性の疾患を患うと、見事に教科書通りに進展していきます。**

先日、友人の医師のお父さんがＡＬＳ（筋萎縮性側索硬化症《きんいしゅくせいそくさくこうかしょう》）という難病にかかり、お亡くなりになりました。徐々に手足・のど・舌の筋肉や呼吸に必要な筋肉がだんだん痩せて力がなくなっていく神経の疾患です。

現段階では、対症療法以外に対策がなく、医師の頭を悩ませる疾患の一つですが、症例数が少なく進行状況などはじつにさまざまです。世界的に著名な物理学者ホーキング博士は、この病を発症してからもずっと最前線で活躍しています。そんな方もいらっしゃいます。

亡くなられたあとで、その友人のお母さんが、「本当に教科書通りに進行しました」と言われたことが印象的でした。亡くなったお父さんは医師であったため、ＡＬＳがどのような病気でどのように進行するかを知っていたのです。そして、病気はその通りに進行し、亡くなったのでした。

医師が身をもってデータの信用度に貢献するのも皮肉な話ですが、「教科書通りに」

という言葉が示唆することはとても重いと感じます。

余命告知に話を戻せば、正答率も低いし、当たっても誘導による可能性があるような告知は必要ないというのが私見です。

患者さんが自ら余命を知りたいというケースもありますが、医学の進歩が著しい現代では、あした画期的な薬が開発されるかもしれないし、何でも起こり得ます。一方で、交通事故で今晩亡くなることもあり得ます。

余命にフォーカスすることなく悔いのない人生を送りましょう。

## 自分の未知の力を引き出す

国立がん研究センターは、全国四五万三〇三五件の症例のデータをもとに、がん患者全体の五年生存率が六九・四%、一〇年生存率が五八・五%だったとする調査結果を公表しました。

率直に頼もしいデータだと思いました。

**こうしたデータが出ると、「がんは治る病」だというイメージを共有できるようになります。それはとても大切なことなのです。**

話は変わりますが、「ハーフパイプ」という競技をご存じでしょうか？

オリンピックでも正式種目になっているスノーボードの競技です。ご覧になったことがない方は、ぜひ一度ユーチューブで見てください。「人間技か？」と驚くことでしょう。

じつは、人間技とは思えないものは世の中に氾濫《はんらん》しています。

わたしは野球をずっとやっていましたから、プロ野球選手のすごさがわかります。あの硬い球を木のバットで打つ。しかも、その球はピッチャーの手元を離れ、バッターのところに届くまで約〇・五秒。ピッチャーは時速一五〇キロの球を投げ、それをバッターは、時に軽々と一〇〇メートルも遠くに打ち返します。

とても同じ人間の技術とは思えませんが、こうしたプロスポーツ選手のすごさもプロの職人の神業のような技術にも原点があります。

その世界にエントリーする勇気の原点は、まず興味をもつことです。

次に、「同じ人間がやっていることなんだから自分にもできる」と思えることなのです。

**「がんは治らない病では決してなくなった」と思うことが、自分の未知の力を引き出してくれる可能性は否定できません。**

医療の日進月歩の進化が要因であることはもちろんです。さらに、その前提を受け入れるという意識が皆に浸透し、集合意識となり、現代人の寿命を延ばしているのではないでしょうか。

## イメージは現実を呼び起こす

認知症の患者さんの奥さんがいます。小柄な奥さんは旦那《だんな》さんを励ましながら、二人でゆっくりと散歩します。

ご夫妻ともに外来に来られているのですが、奥さんが一人で受診するときは夫の愚痴ばかりです。

「夫があまりに失敗ばっかりするのでいつも怒鳴ってしまうんです」

そう言う奥さんに助言しました。

**「いつも失敗しないようにしようとしていませんか。それはしんどいですよ。成功することだけ考えたほうがいいと思いますよ」**と。

「先生のお考えは素晴らしいと思います。だけどそれは先生らしいというか、いつも人生がうまくいっているから言えるんです」

これは患者さんだけでなく、友人や家族いろいろな人からよく聞かされる言葉ですからもう慣れっこです。わたしはこんなふうに話します。

「なるほど。たしかにわたしは成功ばっかりしているんです。人生うまくいってばかりです。それはあくまでもわたしにとって、なのです。

どういうことかといえば、わたしは成功しなかったことはすぐに忘れてしまうんです。というか成功しか記憶に残らないのです。これは生物学的には危険なことかもしれません。なぜなら失敗を記憶しておかないと、同じミスをして次は死んでしまうかもしれないでしょ？

でも最近わかってきました。わたしは死ぬような失敗をする人間ではないと。なぜなら、わたしは成功するイメージしかないために大きなミスをしないし、小さなミスはすぐに忘れるから。

**逆に、失敗しないようにと考えながら過ごしている人は、失敗したことはよく覚えているけれど、うまくいったことはほとんど記憶に残ってないのですね。人生は当然失敗経験だらけになります。**

自宅からこの診療所まで来られたときに、もし、犬のウンコを踏んだら絶対に覚えているでしょ。でも無事に来られたことには感謝すらしないですよね。要はわたしの人生は成功だらけ、あなたの人生は失敗だらけ。死ぬときどっちが幸せですか？

今日から成功することだけ考えて、うまくいった旦那さんを褒めてあげてください」

奥さんは苦笑いしながら、「簡単じゃないけど、そうします」と言って帰宅していきました。

毎年夏に「わんぱくトライアスロン」というイベントが台東区と墨田区の小学生四

年生以上の有志の参加で開催されます。わたしは数年連続で救護医師として参加させてもらっています。

昨年まで自転車の転倒は毎年〇〜二件程度でした。それがなんと今年は同じカーブで転倒者が続出したのです。

熱血教師のような人がなぜかこの年から出現し、「曲がり角に注意するんだぞ!」と連呼していました。昨年までほぼ無事だったのに、なぜか新たなシステムが導入されたのです。「転倒注意」の呼びかけがきっかけになったのではないでしょうか。「転倒してはいけない。あそこで気をつけなければならない」という意識が引き起こしたこととしか考えられません。

昨年は小雨で転倒のリスクは今年より高かったはず。個々のレベルで体調の要因はあるかもしれません。しかし、これほど差がはっきり出るとなると、子どもは素直なぶん、他者の影響を受けやすいと考えるほうが適切です。

じんましんや車酔いが連鎖するのも子どもに多い特徴です。

## 口ぐせ効果の医学的根拠

「根拠に基づく医療」（Evidence based medicine）の重要性が語られだしたのは二〇〇〇年頃からのことです。

この前後から確実に医療の姿勢は変わったと言えます。医療がサービスと言われ、医師が接遇セミナーなどを受講するようになったのもこの頃からだと記憶しています。わたしが医師になったのも一九九八年ですから、わたしは医療の転換期に医師の世界に飛び込んだようです。

根拠に基づく医療から、本書で主張する**「口ぐせの治療への影響」**を評価するとどうなるのでしょうか。いろいろなアプローチを試みているところですが、評価は非常に困難です。

まず完全なランダム化（治療効果の客観的な評価）は不可能です。口ぐせを定義することが困難であるだけでなく、その人それぞれに合った口ぐせがあるはずだからです。医師が介入し、口ぐせを指導する場合、そのような関係を築けていること自体が、バイアスであるプラセボ効果やホーソン効果が存在していることになるからです。

口ぐせ治療でデータを出そうとしても、比較対象の設定は困難です。医師と患者の関係が良好であれば、有形無形の効果が出て当然だからです。

ですから、本書を読んで、実行していただき、効果を実感してもらうしかありません。ただし、わたしの臨床経験、他の医師に助言したあとの反響から、かなりの効果をもたらすものであると断言できます。

## 口ぐせが変わると見える世界が変わる

子どもの心がシグモイド関数的に発達することは、児童心理学を参照するまでもなくよく知られていることです。シグモイド関数とは、時間軸を横軸、発達度合いを縦軸にとれば、最初しばらくの間は縦軸の値に大きな変動は見られません（**プラトー**と言います）が、ある時間を超えると劇的に変動し、再びプラトーになるような曲線の

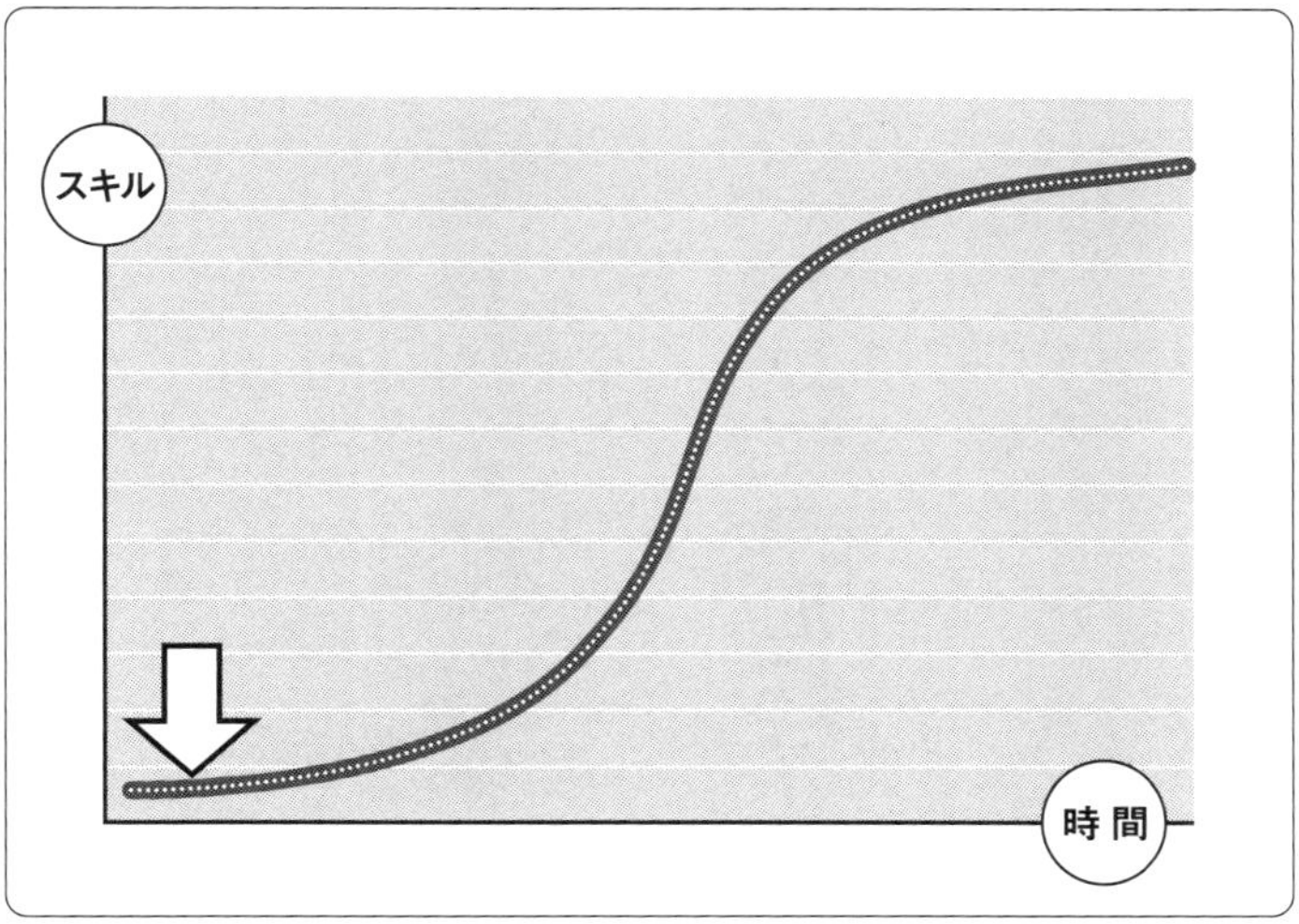


ことを言います。

子どもの精神的成長は、あるときから目に見える形で現れるので、直観的にも理解しやすいのですが、じつはプラトーな時期にも内面的には成長しているのです。外見上表れないだけです。

**口ぐせによる思考や行動の変化も同様です。口ぐせが変わることによって、指を差す方向、すなわち視線の先が変わります。見えなかったものが見えだします。**

「ハワイ旅行に行くぞ」と何度も口に出せば、ハワイ旅行の広告を目にする機会が急に増えるのと同じです。無意識のうちに口ぐせに見合った情報収集が行われるようになります。

**次に、周囲の雰囲気や対応が目に見えて変わってきます。発する言葉が周囲に影響を与えるからです。**かかりつけの医師がいる場合、その医師との関係も変化するでしょう。口ぐせによって、そうしたことが積み重なって、飛躍的に環境の変化がやってきます。

**口ぐせに見合った生活が始まるのです。**それが適切に設定した口ぐせであれば、当然求めている状況が表れるはずです。

## 口ぐせだけで高血圧が治ったケース

七五歳の女性Kさんは痩《や》せ型ですが、顔色は良好。活動的で上品な雰囲気です。夫は数年前に他界しています。近くに娘が住んでいますが、現在独居です。

最近血圧が上がってきているということで受診されました。来院されたときも上が二〇〇近くあり、治療が必要なレベルでした。

とりあえず問診です。「過去の病気は？」「自覚症状は？」「ご家族の病気は？」「嗜《し》好品《こうひん》は？」など様子うかがいのジャブのような質問に加え、世間話を少々。

病院を受診する方は基本的にネガティブトークのオンパレードです。基本的に困っている人しか来ないので、これは仕方がありません。

Kさんの問題は言葉の端々に**「しなくちゃいけない」**がじつに多いことでした。「洗濯物を取り込まなきゃいけない」「食事の準備をしなきゃいけない」「孫を迎えに行かなきゃいけない」「薬飲まなきゃいけない」

とくに、この年代の女性は男尊女卑の時代を生き抜いてきた方が多いので、ほとんどの人が「しなくちゃいけない」語調です。まずはここから特訓です。

**「『しなきゃいけない』はやめましょう。全行動を『したい』にしましょう。洗濯物も取り込みたいから取り込む。孫も迎えに行きたいから行く。違いますか？　やりたくなかったらやらなくていいんですよ」**

わたしがこう言うと、Kさんは「えっ？　したいことだけしてていいんですか!?」と驚きました。

Kさんの驚いた顔を見て、逆にこちらが驚きました。

その後受診のたびに、口ぐせ（自分自身にかける心の声）の確認作業をしましたが、着実に改善しています。血圧のほうも、そんな問題があったのかと忘れるくらい正常化。もちろん投薬ナシです（骨粗鬆症《こつそしょうしょう》の薬だけ飲んでいます）。

何より、彼女の人生が激変したそうです。

「友だちにも話しました。やりたいことだけやっていていいそうよ。やりたくないことはやらなくていいんだって！」

彼女のグループの人たちも「本当に？　そんなこと許されるの？」と許可してもらった気がしたそうです。

わたしはその話を聞いて、少し泣きそうになってしまいました。

## ネガティブワードが身体《からだ》に影響する理由

**言葉には「感情」と「映像（イメージ）」がタグづけされています。**

病に陥ると、その病に関する情報が入ってくるたびに、「感情」と「映像」が呼び起こされます。これは非常に恐ろしいことですが、医療を提供する側がこの弊害に気づいていないケースがほとんどです。

**一日が二四時間あることは皆平等です。「病名」を思いだす機会が多ければ多いほど、その人は病の記憶の海に溺《おぼ》れている時間が長くなります。**

具体的な痛みや、ある種の症状に対処することは当然必要なことです。その対処を徹底的にやることが大切なのであって、病名によってイメージされるつらい映像や感情のなかで生きていくことはまさに「生き地獄」ではないでしょうか。

具体的な病名でなくても、同様なことは引き起こされます。

**「しまった」「まただ」「やっぱり」「ダメだ」**などの言葉です。

こうしたフレーズをすべてネガティブワードと一括《ひとくく》りにするのは抵抗がありますが、病の苦しみからなかなか脱却できない患者さんに共通する言葉遣い（口ぐせ）はたしかに存在します。

覚えておいてください。**ネガティブワードを口から発すれば、今までのそれらの言**

**葉を使わざるを得なかった状況が身体全体に引き起こされている可能性がある**ということです。言葉には必ず「感情」と「映像（イメージ）」が結びついているからです。

皆さんの周りにもいませんか？

何かの問題で頭にきたら、「あのときもそうだった！　まったく君は……」とネチネチ怒り続ける人が。

これは怒りの言葉を発することによって、以前の同様の気分や状況がリマインドされているからなのです。だから、怒りが収まったら意外とケロッとしているものです。

## 自分で「病」の準備をしてはいませんか？

外来受診患者さんのなかには、「毎年この時期には風邪をひくんだよね」とか、「夏はぐったりしてダメだよ。なんとかしてほしい」「飛行機に乗って旅行に行くから吐き気止めをください」などなど、予言者さながらに未来への準備をされる方が少なくありません。

そんなとき、わたしはいつもこう言います。

**「起こってほしくない未来のことは口にしないほうがいいですよ」**

しかし、なかなか納得はしてもらえません。

「だってそうなるもん」のひと言で片づけられます。

引き起こされることが確実な（と少なくともご本人は確信している）病の準備をすることにいったい何の意味があるのでしょうか。病にならない準備ならまだしも。

**言葉にすることによって指差し確認し、そのとき苦しんだ映像と感情をしっかりとリマインドして備えていれば、かなりの確率でその病になること請け合いです。**

そこで、わたしは「今回は大丈夫だと思うよ。だからイランこと考えないこと。もしなったら治してあげるから」と必ず助言します。

結果、何も起こらないことのほうが圧倒的に多いのですが、不思議とそのことについては皆さん語りません。忘れているのだと思います。わたしはリマインドさせたくないので、わざわざ藪《やぶ》のなかのヘビをつつくようなことはしませんが。

## 「病にならない口ぐせ」を身につける

唐突ですが、わたしの夢の一つは「地球のすべての子どもたちの医療と教育の機会均等」です。そのために医師をしているし、この本も書いているようなものです。自分の全活動はそこにつながっていると確信しています。

その夢の実現にとっての最大の壁は「経済問題」です。

二〇一七年に中東のイエメンでコレラが発生しました。死者は一三〇〇人を超え、その四分の一は子どもたちでした（二〇一七年七月発表より）。

映画『王様と私』では王様の子どもがコレラで亡くなります。これは一八一九年シャム国（現在のタイ王国）におけるコレラの流行が原因です。当時、コレラは貧富を選ばない病でした。

コレラ感染による死亡の原因は「下痢《げり》・嘔吐《おうと》による脱水」です。下痢だけならなんとかなりますが、嘔吐をともなうと水分補給できなくなります。よって脱水となり絶命につながります。

点滴が発達したのは、コレラ感染の大流行からと言われています。つまり、点滴さえあればコレラでは絶命することは、まずないのです。だから今の日本において、通常の医療機関を受診できるのならコレラで死ぬことはありません。

ところが、時代を同じくしても場所を移動するだけで、イエメンではこんな悲劇が存在しているのです。

**紛争、経済格差のために、死ななくていい子どもたちの命が奪われるのは絶対に放っておけません。**

日本国内に目を向けてみると、今後の日本の医療の未来図は決して明るいとは言えません。少子高齢化と、増加し続ける医療費をいかに減らすかという議論がしきりとなされています。間違いなく、高齢者の先進医療・終末期医療の自粛や自己負担の増大が求められるようになってくるでしょう。

すでに流れはありますが、保険業界にさらに外国資本が参入してくることでしょう。保健医療制度がこれからも維持できると誰が断言できるでしょうか。

わたしはこうした流れには反対の立場です。国家は何はともあれ、医療と教育だけは面倒をみるべきだと考えています。

とはいえ、国民一人ひとりが自衛手段はもつべきです。しっかりと予防すればいいのです。万が一、病に陥っても治ってしまえばいいだけです。

**病にならない口ぐせを身につけるのはタダです。**

**口ぐせは意識と行動・習慣を変えてくれます。**

病になりにくい人間、病になっても治ってしまう人間に一歩でも近づくために口ぐせを今すぐ改良しましょう。

この章の最後に、ノーベル文学賞を受賞したイギリスの小説家・詩人の作家ジョゼフ・ラドヤード・キップリングの言葉を紹介しておきましょう。

**「言葉は言うまでもなく、人類が用いるもっとも効き目のある薬である」**

# 第3章

# 病を呼びこむ「悪い口ぐせ」

## 習慣が病をつくっている

この章を読むにあたって必ず受け入れてほしい信念があります。

それは、

**「考えは一瞬にして変えることができる」**

ということです。

「そんなことあるわけないよ」「簡単には変わらないよ」

あなたはそう思ったかもしれません。

顔や体型は物理的なものなので一瞬では変わりません。しかし、考えは一瞬で変えられます。自分次第です。人間の考え方はすぐに変わります。

たとえば、フランス革命が起こった翌日には、王権神授説が国民主権に変わりました。残念ながら当時を知っている人がいないので信憑性《しんぴょうせい》に乏しいかもしれません。

では、こちらはどうでしょう。わたしの大勢の患者さんたちの証言です。昭和天皇は終戦と同時に神でなくなりました。

もちろん今でも王権神授説を信じている人も、天皇を神と崇めている人もたくさんおられると思います。信教の自由です。ただし、この自由権も歴史的には新しいものです。

このように、人間の価値観は時代とともにどんどん変化していき、多くの人がそれを受け入れてきました。

自分はいつでも変わることができるのだということを、まずは疑わずに受け入れてほしいのです。じつは、その部分に確信をもってもらわないと、医療の有効性は十分に発揮できないのです。

**口ぐせを変え、言葉を変える目的は、考え方と行動の変化をもたらすためです。**

同じことを繰り返していると同じ病の状態から抜けられないことになり、場合によっては治癒後、再発という望まない結果をもたらします。

**病は多くの場合、それまでの人生における習慣の集大成ととらえることが大切です。**

素晴らしい医療の機会を得ることで、集大成をチャラにしてもらえるかもしれません。しかし、それはあくまで、人生の流れの断面を処理してもらっただけです。同じ形の流れであれば、再び同じ状況が生まれることに何の不思議もありません。

**病を治そうとするのなら、「絶対に習慣を変える」という強い決意が大切です。**

## 病になったときにすべき三つのこと

**今ある「現象」と自ら作り出した「妄想」を混同しないようにしてください。**

たとえば今、あなたの腰に痛みがあるとします。痛みをどう消すか、どうにかして忘れるようにできるだろうか、そのことにフォーカスすることには何の問題もありません。

しかし、「この痛みがずっと続いたら寝たきりになるのでは?」とか、「あの有名人は腰痛でがんを発見したと言っていたな。自分もそれじゃないかしら」などの思いは妄想です。

こんなときに適切な助言をしてくれる人は周りにはいません。あなたの頭の中で起こっている出来事は他者には見えないからです。言語化して初めて認識してもらえます。だから口にしてしまう、言葉として発してしまうのです。

そのとき、**「求めていない未来を妄想しない。そして、それを絶対に言葉にしないこと」**。

このくせをつけてください。

昔、吉本新喜劇のギャグでこういうのがありました。

花紀京《はなききょう》さんと岡八郎さんが将棋を指そうとします。先手の花紀京さんが、

「こう打てばああ来る。ああ打てばこう来る。そう打てばああ来る。参りました！」

と一手も打たずに降参するのです。

病になったときに限らず、人間は妄想で頭がいっぱいになると動けなくなってしまいます。

病になったときにすべきことは、次の三つに尽きます。

**①専門家である主治医に任せる。**

**②そして、できるだけ自分のしたいこと、すべきことにフォーカスする。**
**③病を忘れるほどそれに専心する。**

まずは、生命という有限時間を無駄に過ごさないことを心に誓うことです。
妄想がなぜいけないか、もう少し詳しく説明します。

**人は悲劇を好むものです。**

「他人《ひと》の不幸は蜜《みつ》の味」という慣用句にとどまらず、古今東西、文化は悲劇を好んできました。日本では叶《かな》わぬ恋をうたう演歌が好まれますし、アメリカのブルースや、ブラジルのサウダージなど、娯楽である音楽でさえも悲劇が好まれます。読み継がれる文芸作品にも、名作とされる映画にも、また、文字通り演劇にも悲劇が数多くあります。

こうして、わたしたちの妄想も悲劇的になりがちです。

そして、**妄想は映像で行います。するとと気持ちはその映像に近づいてしまいます。**

わたしたちは、頭の中の仮想現実でわざわざ悲劇的妄想をしているわけです。それがどんな結果につながるかは言うまでもありません。
わたしたちの脳はそんな機能をもっているのです。それを認識するだけでも防御になります。

## 無意識化はボケの始まり

年齢を経ても、新しい技術を身につけようとすることが大切です。

「今朝どんなふうに歯を磨きましたか?」
「昨晩何を食べましたか?」

あなたは、これらの質問にすぐに答えられますか? 日常生活のほとんどを無意識で行ってしまっていないでしょうか。

**究極の無意識化が「認知症」です。**

意識せざるを得ない技術習得の習慣をもっておくことが大事です。たとえば、楽器の演奏などは非常によいことです。

わたしは、直腸がんになった父にピアノをプレゼントしました。

七二歳の父は、「あのおっさん頭おかしなったんかと思われるで」と言って練習することをためらいましたが、「女にモテるで」とつけ加えたら、まんざらでもない顔で練習する気になってくれました。

ポジティブな妄想をさせたわけです。

今ではピアニストをしている妹が父にピアノを教えています。父が患う前は、妹との親子関係は決してよいものではありませんでした。ピアノ教師と生徒という関係を見るにつけ、しみじみ「怪我の功名だなあ」と感じます。

先日父のピアノを聴いたら『エリーゼのために』が弾けるようになっていました。右手だけですが……。

## 「治る」ではなく「治す」

口ぐせとは、無意識に発してしまう言葉です。

ここからは、**好ましくない行動と考え方をどんどん上塗りしてしまう「悪い口ぐせ」**を事例とともに見ていきましょう。

眠れないレベル、もしくは四六時中何をやっているときも痛みのことが忘れられない、それが「痛み」だと認識しておきましょう。逆に痛みを忘れている時間があり、眠れる程度なら「痛み」ではないのです。

反論があることは承知のうえです。わたしが言いたいのは、このレベルであればつき合っていける、もしくは自分の人生を希望通り過ごせるという意味です。

痛いことしか考えられない人生なんてとんでもない。ですから、コントロールできるレベルの痛みに対して、「痛い」という言葉を発しないようにすることです。もちろん医師の前ではオーケーです。

**「痛い」と言わないほうがよい理由**を少し詳しく説明します。

五感を司る感覚器の仕事は、外部の変化に気づくことです。その変化とは絶対量ではありません。**「感覚はあくまで比較のなかで存在する」**ということをよく理解してください。

外部環境の変化が神経細胞内に活動電位というものを生み出します。局所で電流が発生し、興奮が伝達されます。それがいったん中枢に送られます。この際、人間の反応は正確ではないので、周辺にまで反応が広がります。いわば「がさつ」なので、ピンポイントでない領域に痛みが放散します。すると、筋肉の緊張が収縮の形で表れ、周囲にまで波及します。

痛みを感じたときには苦悶《くもん》の表情を浮かべますが、顔面や首肩の筋肉も緊張しています。

こうした痛みに対して、反射的に妄想してしまう人もたくさんいます。恐怖の感情は緊張やアドレナリンの分泌を促すので、心臓など内臓にも負担がかかります。

痛みの被害を最小にする努力は必要です。詳細はあとの章に譲りますが、呼吸法によるリラクゼーションとイメージングは非常に効果があります。普段からトレーニングしておくことをお勧めします。

「治る」は他力、「治す」は自力です。受動と能動の違いです。

**病に対しては、自分が「治す」意識をもつことが大切です。「自分が医師を選ぶ」「自分が治療法を選択している」「自分が治す」というように、すべての行為に対して、能動的に決定していると考えるくせをつけてほしいのです。**

受け身の日常生活を送っている人のなんと多いことでしょうか。

**当然、受け身の言葉を多用している人は病になりやすいし、治癒が遅れる傾向があります。**

## 病の多くは食べることで引き起こされる

食べることはとても重要です。身体をつくる、免疫機能を果たす材料を補充するなど個体維持のために欠かせない行動です。

現代人の病の大半は生活習慣病に代表されるように、食べることによって引き起こされています。

**今日の医学教育の基礎を築いたウイリアム・オスラーは、「たいていの人は、剣によるよりも、飲みすぎ、食いすぎによって殺される」という言葉を残しています。**

人は本能的にカロリーの高い食品を求めます。

なぜ、生命にとって好ましくない習慣を受け入れてしまうのでしょうか？

鍵を握るのは**「大食い遺伝子」**のせいだと言われています。人類がサバンナで暮らしていた太古、生き残るためには、熟れた果実を他の動物に取られる前にその場でたらふく食べるしかありませんでした。

それをうまくやれた人たちの末裔《まつえい》がわれわれであり、われわれは遺伝子レベルで依然サバンナにいると勘違いしているのだという仮説です。

この仮説が正しいとすれば、腹いっぱい食べたいのは本能だと言えます。しかし、自傷行為ともいえる本能に従順な現代人の末裔は未来には存在しないことでしょう。

理性で本能をコントロールしなければいけません。

戦後の日本は食糧難でした。その頃を経験している人は、食べ物を残すことに罪悪感を覚えます。今も、よく食べることは褒められる行為であり、食べ物を残してはいけないと指導されます。いわば、食に関する「洗脳」を受けてきたともいえます。

しかしこの時代、二四時間開いている食べ物屋もあるし、コンビニエンスストアも至るところに存在します。少なくとも「食いだめ」する必要は皆無です。

既成観念にとらわれないことが大切です。これからは空腹を楽しみましょう。

**「食べなきゃいけない」という口ぐせをやめてみましょう。**長年の洗脳を解くのは大変なことでしょうが、先ほど述べたように、「自分の考えは一瞬にして変えられる」という観念を受け入れてください。

**口ぐせを「そこそこ食べればいい」に変えましょう。**

## メディアが流す情報に注意

他人の言葉にも注意が必要です。心ない他人の言葉に殺される時代です。悪気があればまだ理解できますが、悪意のない言葉で近寄ってきて行動の邪魔をされるのは本当に迷惑な話です。

信じた道を疑わず、他者に惑わされない自分を確立してください。

メディアの心ない情報の一例を挙げておきましょう。

元アナウンサー小林麻央《まお》さんの死後、「標準療法を選択せず、民間療法を選択したことが寿命を縮めたのだ」という論調がまことしやかになされています。

こうした意見はナンセンスに尽きます。人間は過去に戻ることはできません。ああしていたら、こうしていたら、という考えはまったくの無駄です。

**本人や家族が十分に考えたうえで選んだことを尊重すべきです。残された家族に十字架を背負わせる資格や権利は誰にもありません。**

なぜ、標準療法を選ばずに民間療法を選んだのか？　その事実ももはや闇《やみ》の中です。仮に事実だったとしても可能性は無限にあります。

①標準療法に期待ができない状態だった。
②主治医との信頼関係が築けなかった。
③民間療法しか手がなかった。
④民間療法を強く勧められた。
⑤がんの西洋医学的治療への否定的な情報を仕入れた（メディアその他）。

そのほか憶測すればいくらでも可能性があります。残された家族に言ってあげるべきことは、どのような選択でも最善であったということではないでしょうか。懸命に考え抜き、選んだ人たちに十字架を背負わせることはあってはなりません。

たしかに多くの民間医療はプラセボ効果であることは否めません。前述したように、西洋医学における医療でもプラセボの存在は認めています。さまざまな事情からそれらの療法を選択し、現在闘病中の患者さんたちの治療効果を妨げる権利は何人たりともちち合わせていません。

民間療法のなかには、鍼《はり》治療や生薬《しょうやく》による治療など西洋医学より長い歴史をもつものもあります。保険適用されている治療法もあります。

批判の槍玉《やりだま》に上がっていた気功治療も道教の流れを汲《く》むものであり、科学的に実証されるという段階まではいっていませんが、西洋医学と併用し効果を出している医師も大勢います。お忍びで家族を受診させている高名な医学部教授もいます。

患者およびその家族の尊い選択であり、現在治療中の人も大勢いるなかで、**メディアが治療効果を妨げるのは殺人にも近い行為**だと苦言を呈したいと思います。

# 第4章

# 病を治すパワーをもつ「いい口ぐせ」

## 痛みを忘れる手法

どんな考え方、あるいはどんな言葉をもっているか。それは生きていくうえでとても大事になります。

故・日野原重明先生は「人生とは習慣である」という考えをおもちでした。その考えから、成人病と呼ばれていた疾患を「生活習慣病」と名付けることを提唱したのではないかと第1章に記しました。

**人生が習慣でなりたっているという際の、習慣とはまさに「行動」のことでしょう。「行動」を規定するのは「考え方」です。「考え方」を変えるには「日常使用する言葉」、すなわち「口ぐせ」を変える必要があります。**

会社を経営するCさんは、術後の痛みに日々苛《さいな》まれています。

「どうにかならんかな、この痛み?」が外来受診時の口ぐせです。

Cさんの趣味は社交ダンスで、何度も優勝しているほどの腕前です。ダンスの最中は痛みを感じないそうです。そして眠っている間も痛みで途中覚醒《かくせい》することはないそうです。このあたりに落としどころがありそうです。わたしはこう助言しました。

「ずっとダンスしてたらいいんじゃないですか？　会社でもずっと踊る。ローリング・ストーンズのミック・ジャガーってご存じですか？　社長とほぼ同い年ですよ。彼は起きている間ずっと踊っているそうですよ。本当にずっと。大丈夫、社長も踊れますよ。名物社長として有名になって、そのうちメディアに取り上げられたりして。儲《もう》かるかもしれませんよ！」

一般に夜の孤独は痛みを増強させます。痛点がジンジン音を立てて近づくような錯覚を覚えます。耳鳴りも同様で、耳鳴り患者さんは共通して、寝床に入ってから音が増強すると訴えます。

逆に言えば、これは人間の集中力のなせる業《わざ》とも言えます。日中忘れているのは、ほかのことに集中しているからです。

**「フォーカスをずらすことで痛みを忘れる」という手法は意外と有効です。**

その条件は、

①痛みを忘れているときがある。

②寝ている間は痛みに気づかない。

この二つが揃《そろ》っていれば、大いにチャンスありです。

もしかしたら、ミック・ジャガーもどこか痛いのかもしれませんね。だから踊り続けているのかも。

## 「治したい」と「治りたい」は違う

無意識とフォーカスの法則の観点から言えば、一番治したいと思った人に一番多くの情報が集まることになります。

ここで注意しなければいけないことは、「治したい」と「治りたい」は違うということです。英語で言えば、「治りたい」は自動詞で、「治したい」は他動詞です。「治したい」には目的語が存在します。

自分の病を「治したい」というのは、意志を感じる能動的な言葉です。対して、「治りたい」は受身の表現です。

治りたいという思いは情動を優位にしがちです。情動とは、喜怒哀楽、不安、嫉妬《しっと》など急激に引き起こされる感情のことで、**情動があまりにも前面に出てくると、人は間違いを犯しがちになります。治療上も選択を誤る可能性があります。**

がんなどの深刻な病にかかったときに、怪しげな治療法などにひっかかってしまうのは、情動優位になっているからかもしれません。

女優の樹木希林《きききりん》さんはがんが全身転移していると発表してから、もう何年も経《た》ちますが、現在も元気に活躍されています。あくまで仮説ですが、彼女は女優だから生き長らえているのではないでしょうか。

病が治った状態を演じ切ることの効能について、もう少し調べてみる必要がありそうです。

病になったときに押し寄せてくる臨場感は凄《すさ》まじいものです。医療従事者からの圧力、家族や友人の態度、意識的・無意識的に入手する情報の数々。樹木希林さんは、芸能人ならではの不良っぽさが独自の臨場感世界を築くのに役立っていると言うと大げさでしょうか。

## 「俳優セラピー」の可能性

七五歳のFさんが心筋梗塞《しんきんこうそく》になりました。

Fさんは浅草界隈《かいわい》では少し有名な手品師でした。ダジャレが好きで、大らかな人柄でしたが、いかんせん飲食が好きすぎで、助言も洒落《しゃれ》で返すようなところが憎めない患者さんです。

そのFさんが胸痛で救急搬送され、バイパス手術を受け、無事退院し、またわたしの外来に戻ってきました。

「食べるのを我慢して痩《や》せます。先生見ててください」と言ってきたので、「痩せてるじゃないですか。もうすでに痩せてるんですよ」と答えました。

すると、呆気《あっけ》にとられた顔で、「いや、体重変わってないんですけど」と答えられたので、「**『痩せよう』は新たなストレスを生みます。それはいらない。痩せてる人の役をやってください。**今度の映画に痩せてる俳優として出演してるんですよ。痩せてる出演者です。明日から撮影ですよ。もう時間ないから痩せたことにして出演してください」と伝えました。

「はあ……」

不穏な顔のFさんに対して、**「こんな医療はあなたにしかできませんよ。あなたは芸人だから、こんな助言ができるんですよ。手品師でしょ。散々なりきってお客さんをびっくりさせたんでしょ。痩せた俳優としてやってみて。以上」**

Fさんの瞳《ひとみ》がメラメラ燃えてきました。

二か月後、目標体重をきっちり達成されました。

わたしの助言はほぼアドリブです。つくってできる世界ではありません。しかし、演技セラピーの可能性は大いにありだと思っています。

## 口ぐせの基本ルール

では、具体的に「よい口ぐせ」の4つの基本ルールをお伝えします。

**①宣言形式にする**

新しいくせ（習慣）を手に入れるのです。その習慣はあなたを確実に幸せにしてくれるのです。キング牧師（I have a dream）、オバマ大統領（Yes we can）になりきって高らかに宣言しましょう。そのイメージをもてば、おのずと宣言口調になるはずです。世界中の人に新たな自分の世界で生きることを誓ってください。

**②肯定文にする**

前章で小学生が次々に自転車で転倒した話を書きました。

無意識は「否定的な表現」に近づいていく傾向があるようです。「近づくな」とか

「食べるな」「するな」という表現だと、無意識は「近づいた状況」「食べている状況」「している状況」をイメージしてしまうのです。否定的な表現によって、むしろ近づけさせてしまうようです。否定語は絶対に使用しないでください。

ですから、肯定表現による口ぐせ文章をつくるようにしてください。

## ③状況が思い浮かぶような表現にする

映像化する能力には個人差があります。わたしの患者さんのなかでも、男性より女性、音楽などの芸をやっている人のほうがイメージ力が豊かな傾向があるようです。でも、苦手とは言ってはいられません。幸い、現代は映像を入手するツールがたくさんあります。高齢だからネットが使えないわけではありません。

高齢の患者さんたちがブドウ狩りに行ったときの全体写真の話です。撮影者である八六歳の男性のAさんが八〇歳のIさんという女性と肩を組んで写っていたそうです。あとでAさんに聞いてみたところ合成技術を使ったそうです。ズッコケました。

Iさんの「死んだお父さんに怒られちゃうわ」というお茶目な言葉も印象的でした。

年齢は関係ありません。要は、「好きこそモノの上手なれ」です。

映像や五感をフルに活用して自分の口ぐせの世界観の映像を映画監督さながらつくり上げてください。

仮想現実（バーチャルリアリティ）はさまざまな場面で、その有用性が確認されてきています。疼痛《とうつう》コントロールや各種リハビリに使用されて効果が出たとの報告もされています。臨場感を利用することで回復が早くなるという状況を自分でこしらえてください。

### ④ポジティブな感情を入れる

もっとも重要なポイントです。その世界に没入しているときに「気持ちいい」「心地よい」感覚がなければ意味がありません。

言葉さえポジティブなものを使えば、あまり深く考える必要はありません。言葉には勝手に「感情」と「映像」がついてきますから、その言葉に伴う今までの経験が無意識に呼び起こされるからです。

主語は自分　　リアリティ

**わたし** は **そこそこの空腹感** を

**楽しんでいる** のでとても **嬉しい**

ポジティブな感情

喜びや怒り、恐怖、驚きなどの情報をコントロールし、おもに心を落ち着ける役割を持つと言われています。逆にセロトニンが不足すると、不眠症状などが出現します。

食による強引なホルモン分泌は一過性の快楽をもたらすかもしれませんが、繰り返していると内臓機能や精神を蝕む可能性があるので注意が必要です。

**ストレス→過食→生活習慣病→取り返しのつかない疾患（脳卒中や心筋梗塞など）という連鎖を食い止めることが重要です。**

そのようなストレス食いが止められない患者さんにプレゼントしている「口ぐせ」の一つがこちらです。

**「わたしはそこそこの空腹感を楽しんでいるのでとても嬉しい」**

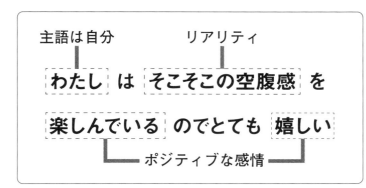

超簡単です。

**ポイントは、主語を明確に自分（わたし）に設定することと、肯定型にすること。ポジティブな感情（楽しい・嬉しい）を入れること。そしてリアリティ（そこそこの空腹感）が感じられる文章にすることです。**

一か月おきに来院する患者さんに食事指導しても、なかなか続かないのが現実です。そこで手書きの言葉をプレゼントし、毎食前に口に出して読むことを宿題にしました。手書きの口ぐせをプレゼントしたところ、アベレージで二キロの減量に成功しています。自分でもこの成果に驚きました。

成功の理由として当初、医師と患者との関係が確立しているから有効なのだと考えていました。当然、患者さんたちからも、「手書きの口ぐせが効きましたよ」などと感謝の言葉をいただけるものだと思っていました。ところが、彼らの返答が軒並み「理由がよくわからないんですが痩せましたね」と言っている点です。

「口ぐせを毎日復唱している？」と問うとみな、「毎日何回も読んでいますよ」と答えてくれます。

患者さんたちの「理由がよくわからないんですが」という返答から、外来でのやりとりのリマインドが効果を出しているわけではない、とすれば、患者さん自身でも作れるのではないか、と考えました。

自分で作ることによって、より具体的で臨場感を感じる光景を付け加えることができるかもしれません。これまでに得た映像をともなう経験や、嗜好はオリジナルなものですから。

たとえば、痩せて美しくなった自分の様子を加える、飛び跳ねるように身体《からだ》が軽くなって、キレが増している状況を加えるなどです。

あせる必要はありません。オリジナルの素晴らしい口ぐせを完成させてください。

## 全人類が肉親との別れを経験してきた

多くの人にとって最大のストレスを引き起こすのは、肉親などの大切な人を喪失した深い悲しみです。このような状況のときは思考停止状態になるため、判断を誤ったりすることも多くなり、二次被害や三次被害につながることもあります。

そんなときに行うのは「時空を変える」作業です。

世界七〇億人で別れを経験しない人は皆無です。そして大昔から全人類は肉親との別れを経験してきたはずだし、自分はその末裔《まつえい》です。

別れの悲しみはいつか乗り越えられるはずだと確信しつつ、自分自身を鳥瞰《ちょうかん》する感覚をもちます。

「そんなことでは堪《た》えられない！」という声もあることはわかっています。ここで大切なのは、思考停止による連鎖的被害を避けることなのです。悲しみは癒《い》えるのを待つしかありません。日常は流れていきます。間違った選択をしないことはいかなる状況においても大切なことです。

（例）

**「わたしは今、古今東西全人類が味わったのと同じ経験をしている。皆と同じように**

乗り越えつつあることがとても誇らしい」

## 父にプレゼントした口ぐせ

前述の父の病が発覚したとき、家族には少なからず衝撃が走りました。手術療法を拒否した父は生活態度を改善すること、生薬中心の内服を継続するよう指導しました。そのおかげもあり、今でも居酒屋のマスターとして深夜まで働いています。

とにかく喜び、嬉しく父に生きて欲しいと願っているときに、子供を授かりました。父の喜びようは我々夫婦が驚くほどでした。闘病中の父への何よりの薬だと感じていました。

ところが、産まれてきた娘が父に全くなつかないのです。

娘は、基本的に人見知りがあまりなく、どちらかと言えば愛想のよい子どもなのに、父を見ると泣き出します。訪問回数が少ないことが原因だと反省し、頻繁に連れて行くようにしましたが、父の家が近づくと絶叫レベルで号泣する始末です。

父は、自分の子供でさえ抱っこした経験があまりなく、父の目の前で我が子をほんの一〇分程度抱っこしている私を見て、「お前、わしの一生分の抱っこしてるわ」と言っていました。

父が子供の扱いに慣れていないことも原因だとは思います。

しかし、父を見ると力強く私を抱きしめて、顔すら見ない我が子。

落胆している父が不憫《ふびん》で仕方ありませんでした。

そんな、孫がまったくなつかない父に次の口ぐせをプレゼントしました。

**「わたしは、孫の文音に会うとき、お互いつねに笑顔が溢《あふ》れている。ハグとキスの挨《あい》拶《さつ》をするのがこのうえなく嬉《うれ》しい。手をつないで、一緒にお風呂《ふろ》に行き。湯船に浸かり、数え歌を歌ってあげて文音の喜ぶ顔を見て至福の時を過ごしている」**

初めてこの言葉を書いた紙を父にプレゼントしたとき、父は涙で声が詰まりました。

それを見たとき、「これはいける！」と確信しました。

父に、この言葉を一日に最低三度読み上げるよう宿題を課し、一か月後、孫に会う日がやってきました。

するとどうでしょう！

なんと娘は父に飛び込んでいってハグをし、頬《ほお》にキスをしたのでした。二歳になったばかりの娘に仕込めるはずもなく、わたしたち夫婦は呆気にとられました。

何より驚いたのは、自然な笑顔で孫を抱きしめる父の態度でした。受け入れ体勢は万全だったのです。本来は驚くはずなのに、実に自然でした。

毎日予行演習をしまくっているのだから当然といえば当然ですが。

その後、わたしは外来診療中も、この患者さんはライフスタイルを改善したほうがいいなと思ったときには、紙に書いて手渡しします。主治医から直接渡される手紙の効果は期待以上のものでした。

## リハビリが進まない意外な理由

息子が脳卒中になってしまったＩさんの話です。

Ｉさんの長男（四五歳）は北海道で教師をしていました。熱心な指導で生徒や同僚からも非常に信頼されていましたが、冬のある日、半身のしびれを自覚したと思ったらそのまま意識消失してしまい、救急搬送となりました。

脳出血の診断で血腫《けっしゅ》除去術が施されましたが、片麻痺《かたまひ》が残りました。

ご長男は独身であったため、実家のある東京へ移送されました。東京のリハビリ病院に転院し、リハビリの日々が始まりました。

ご本人以上に大変だったのが、七三歳の母親Ｉさんです。自宅から近いとは言えないリハビリ病院まで毎日洗濯物の交換と励ましのために通うことになりました。Ｉさんは夏の暑い日も一日も欠かさず通いました。

そんなあるときＩさんから、最近リハビリが芳《かんば》しくない、一時より悪化しているというあり得ないお話を聞かされました。

「その若さであり得ないでしょう？」とわたしは言いましたが、はっとある疑念が浮かびました。**「息子さんは病院での生活に居心地のよさを感じているのではないか？」**というものです。

北海道で独り暮らしをしていた息子さんにとって、病院の生活は手厚いものです。しかも、離れて暮らしていた母親が毎日来てくれる。

「治りたい。改善したい」という気持ちは偽りのないものに違いないでしょうが、無意識がこのままの状態にとどまらせようとしているのではないか——。

もちろん断言できるわけではありません。

あくまで可能性の話として、お母さんにお話ししました。非常に聡明《そうめい》な方だったので、内容に合点がいったようです。

わたしは「いろいろと忙しくなってきたので、毎日来るわけにはいかなくなったのよ。早く退院してね」と息子さんに言うように促しました。

その後、リハビリは信じられないほど順調に進み、主治医の予想をはるかに超えて早く退院することになりました。

もちろん、すべての例でこのようなことが当てはまるとは限りません。

このケースは、焦りが必死さを生み、パワーが出たのだと思われます。とくに、リハビリの効果は療法士の確信で成果がまったく変わってくるというデータがあります。医療従事者の認識も重要なのです。

## 究極の奥義は「真面目《まじめ》に過ごす」

老人ホームで暮らす九二歳のTさんはいつもニコニコしていて健康長寿さんです。いつも、素直に「みんなしょっちゅう来てほしい」と告げるそうです。来てくれたら嬉しさを正直に表現し、満面の笑みで出迎えます。訪問した人も嬉しくなる笑顔です。

喜びや楽しさなどの陽性の感情は素直に表現するに限ります。

一方、独り暮らしの九五歳のSさんは家族にも病状を告げたがりません。「じつは血便が続いていた」「転倒して寝ていた」など、改善してから家族に告げます。

娘さんや息子さんも高齢になってきているので、必要以上に心配をかけたくないということですが、本音は少し異なります。病気のことを口に出さないように心がけているということでした。弱音は医者の前だけにするそうです。

これは、**無意識に培った「(悪い口ぐせを)言葉に出して指差し確認しない知恵」**ではないかと思われます。

ところで、**病に対する究極の奥義は「真面目に過ごす」です。**

無茶をせずに真面目に日々過ごせば健康になるのは当然じゃないか、と思われるでしょう。少し違った視点を提供したいと思います。

病に陥ったときが問題です。自分の生き方なら病気になっても仕方がないと感じる人が意外に多いのですが、病を克服するうえでは「こんなはずじゃない」と感じることは重要です。

「人は贖罪《しょくざい》の念にかられる」存在です。

たとえば、しょっちゅう浮気をしている友人がいます。彼らへの助言なのですが、

「ふしだらに生きていると、不運に見舞われたときに、罰が当たったと思ってしまうよ。それはあきらめにつながる」と。

人はえてして帳尻があったときに安堵する傾向があります。

それは「病を克服すること」へのあきらめにつながるので注意が必要なのです。

人生を変えれば病を十分克服できる状況であっても、無用な自己責任感を感じてしまって、それが治癒できない状況を生み出します。

そうならないためにも普段から真面目に過ごしたほうがよいのです。

**人間の内面はいつでも変わり得ます。** そのことだけはお忘れなきよう。

# 第5章

# 病を遠ざける9つの秘訣

## 病気知らずの人生をつくる「THE《ザ》 RESIME《レジーム》」

メトロノームをご存じですか？　楽器の練習に用いるカッチカッチと針を振るアレです。テンポを合わせるために使用します。

メトロノームの「カッチ」と自分の演奏の一拍目と三拍目を合わせたり、二拍目と四拍目を合わせたり工夫して使います。

汗をかきながら努力しますが、じつはこの「合わせる」という表現がクセモノで、合わせているうちはアウトなのです。矛盾しているようですが、メトロノームの「カッチ」を聞いてはいけないのです。

音楽はコンマ何秒の世界です。メトロノームに合わせるのではなく、合っている状態、いわば併走している状態になることが必要です。

新しい習慣を手に入れて、新しい自分になりたい。そのためにマニュアルを作成する、自己啓発本に書いてあることを実行する……。これらはすべてメトロノームと同じです。

守ろうとしているうちはストレスが生まれます。その状態では、自分の満足できるパフォーマンスは絶対にできません。

だから、口ぐせはとても大切なのです。

口ぐせも含めてこれから記す方法は、無意識化する（くせになる）までやってください。「無意識化することが究極の奥義」という武道にも通じる法則です。

難しくはありません。今していることを振り返ってみてください。パソコンを操作するときにはマウスも無意識に扱い、スマホの画面をスクロールするときも無意識にやっているはずです。

座っている椅子《いす》の感触も忘れているし、息を吸っているのか吐いているのかすら気にしていないのですから。

無意識化するお手伝いとしてパスワードをプレゼントします。

それはこれから紹介する病を遠ざける方法の頭文字を取った**「THE RESIME（ザ・レジーム）」**です（もともとresimeには「（健康増進の）養生法《ようじょうほう》」という

意味があります）。

「ＴＨＥ ＲＥＳＩＭＥ」というパスワードを口ぐせにすることによって、病を遠ざける意識をつくり出してください。**実践すれば、病を吹き飛ばす行動と思考が必ず完成するはずです。**

ひと文字ずつ説明していきましょう。

まずＴです。

## 秘訣①Ｔ（Talk）――いい口ぐせが病を遠ざける

わたしたちが発する言葉には、過去の記憶に基づく「映像」と「感情」がタグづけされています。**人間は過去の記憶でできあがっている世界（言葉）の住人です。**

とりわけ自分に影響を強く与えるのは「口ぐせ」になっている言葉です。

**「口ぐせ」は習慣をつくり、人生をつくります。**イスラム教徒やユダヤ教徒は、子どもの頃から経典を暗記するまで復唱させられます。それが彼らの信仰の強さを形成する土台になっていることは間違いないでしょう。

悪い「口ぐせ」は無意識になるまで繰り返すことによって病を引き起こし、治癒の邪魔さえしかねません。

幸い「口ぐせ」は意識することで、コントロール可能です。**望まない未来につながる口ぐせは今すぐやめてしまいましょう。**

患者さんがよく使うフレーズに、「この時期になると風邪をひく」「歳《とし》だから忘れっぽい」「一度風邪をひくと必ず長引く」などがあります。

**このような言葉は繰り返されることによって、無意識のなかに埋もれていきます。そして、予言のようにピタリと当たり、その通りの現実がやってきます。言葉のもつ力は侮れません。**

主治医のわたしは必ずこう言います。

「そうなりたいのですか？　そうなりたくないのなら言わないほうがいい」

「今後その通りになるかもしれないし、ならないかもしれない」

「言葉に出すことが記憶を呼び覚ますことになるから、身体《からだ》が勝手に予言通りの状況を探し始めますよ」

この忠告はかなり効き目があって、実際に大勢の患者さんの口ぐせが変わりました。そうした患者さんは望む健康な未来を手に入れることになるでしょう。

わたしは幼少時から通信簿に「忘れ物が多い」と書かれていました。周囲からも忘れ物王として認識されていましたし、説教を受けることも数知れず。「自分は忘れ物が多いから気をつけよう」と何度も言い聞かせていましたが、まったく効き目なしでした。もちろん忘れ物のせいで何度も痛い目にあっています。にもかかわらず、約三〇年間、忘れ物の習慣から抜けられずにいました。「忘れ物をしない」という否定形は無意識に響かないようです。

しかし、忘れ物王は口ぐせをコントロールすることによってほぼ完治しました。

**「わたしは、物体も情報もすべて定位置をしっかり意識している。頭の中も環境も完全に整理されているので気分がいつもスッキリしている」**

この口ぐせを繰り返すことによって、片づけ（整理整頓《せいとん》）の習慣化と忘れ物からの脱却に成功しました。

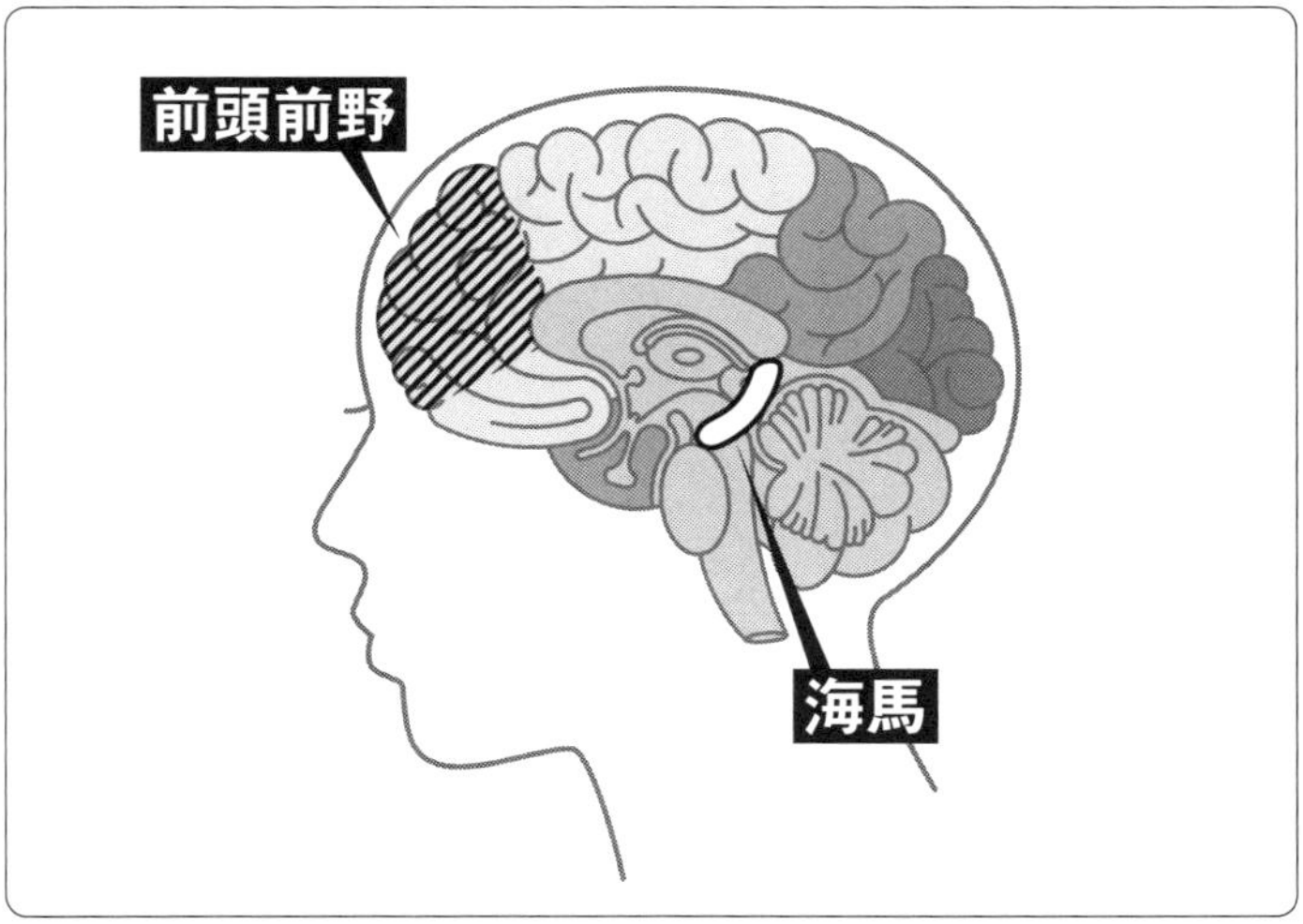


自分の口ぐせは自分でつくるしかありませんが、家族がいる方は、チェックし合うのも有効です。

**人は口に出さない言語も含め、一日に数万の言葉を発しています。**

記憶するのに重要な脳の器官として「海《かい》馬《ば》」があります。海馬部分が損傷した患者の経過の観察から、海馬は長期記憶に密接に関係していることが分かりました。

何度も見聞きすることによって、脳は、これほど頻繁に接するのだから、きっと「重要なもの」に違いない、という判断を下します。その結果として、脳のいたるところにある「長期記憶の保管庫」へと移してくれるのです。

悪い口ぐせも回数を多くすればするほど、海馬の奥底に蓄積されてしまうことがわかっています。

受験勉強の例を出すまでもなく、記憶するためには何度も口に出して覚えるのが有効です。それは、**悪い口ぐせも回数を多くすればするほど海馬の奥底に蓄積されてしまう**ということでもあります。いい口ぐせを習慣にしましょう。

## 秘訣②H（Hobby）――「趣味」がなぜ病を改善させるのか？

病になると、頭の中の大部分が病のことに占拠されることになります。

「そのことばっかり考えてしまう」と言う方が多いのですが、この「考えてしまう」のがクセモノです。

**しかし断言します。考えていません。**

**頭のなかを妄想がめぐっているだけです。**

病に限らずたいていの悩みはそうです。頭が雑音で満たされている状態になっていて、正しい選択ができません。バカになっているのです。

こんな状態で残された生命の時間を過ごすことのなんと愚かしいことか。

病を患《わずら》い、情動優位になっている状態に近いのは、「オレオレ詐欺」に騙《だま》されてしまうときの心境です。

前立腺がんで化学療法を行っていた八〇歳のHさんは、現役で会長職も務め、非常にしっかりした方でした。ユーモアもあり、インテリジェンスも高いにもかかわらず、三度もオレオレ詐欺に引っかかってしまったのです。

「家族は一回だけ引っかかったと思っている。先生にだけ話す」と告白されました。

非常に情に厚い方だったので、息子である家族のこととなると、夢中になってしまうのでしょう。つまり、普段の知性などとは全く関係がないということです。

オレオレ詐欺を含む特殊詐欺の件数は年間一万四一五四件、被害総額はなんと四〇八億円にのぼるそうです（平成二七年警視庁発表）。

引っかかったことのない方からすると信じられない数字でしょうが、被害はあとをたちません。啓蒙《けいもう》しているにもかかわらず。

**理由は簡単です。被害者が情動優位になっているからです。**

「息子が事故を起こした」など、身内の不慮の出来事に情動を動かされない人はいません。冷静な判断ができなくなります。息子の声を聞き違えるような信じられないことが起こります。そして大金を振り込んでしまうのです。これはけっして他人事《ひとごと》ではありません。

**一見無関係に見えますが、病を患っている状態でも人は誤った行動をしがちです。情動優位という点では同じなのです。**

では、病による情動優位な状態に陥るのを避けるにはどうすればよいのでしょうか。それは**没頭できる趣味をもつこと**です。**病のことを忘れるほどに。**

子どもは一心不乱にものごとに集中しますが、こうした状態が大事なのです。これは健康であっても心がけておいたほうがよいことです。ワクワクする趣味をもちましょう。

わたしは患者さんとともに趣味を探すのが好きです。

現代の日本は題材には事欠きません。第1章でアルコールのことに紙幅を割きましたが、一つには飲酒で貴重な時間を浪費することのもったいなさを訴えたかったからなのです。飲酒は趣味に興ずることを阻害します。

あなたにはどんな趣味があるでしょうか。まず、趣味の候補をリストアップしてみましょう。

わたしはバンド活動をしていて、この数年間ひと月に二回のライブを定期的に行っています。また、趣味と言えるほどではないかもしれませんが、必ず最低月一本は映画館で映画鑑賞もしています。毎日最低二冊は本を読んでいます。もっと時間がほしいのですが。

旅行も趣味の一つです。

最近は、宇宙のことを考えている時間が多く、念願の天体望遠鏡も入手しました。まだまだ書ききれないほどやりたいことだらけです。

このように、趣味や今後やりたいことをリストアップし、それに思いを馳《は》せるだけでも効果があります。素晴らしい趣味が見つかれば人生の友になります。

## 趣味が治癒の勝敗を決めるポイントと言っても過言ではありません。

運動系と文化系それぞれ一つずつは趣味を持ってください。

遠い昔にやりたかったのに、やり残したことはないですか。どんな人でも、さまざまな理由で断念せざるを得なかったことが、人生には必ずあるはずです。パートナーや子どもたち、孫たちと一緒に行うものでもいいです。ハードルを上げる必要はありません。やってみて面白くなければ撤退すればいいだけです。数撃ちゃ当たるでいけばいいのです。

年齢や病状のために身体を動かすことが困難であれば、スポーツ鑑賞だけでもかまいません。できれば達人の技を見てください。

他者への共感や学習を担っていると言われているミラーニューロンに達人の所作を真似《まね》させましょう。脳内で真似させることが重要なのです。

## 秘訣③E（Eating）——食事は「ドラマチック」に食べる

俳優のロバート・デ・ニーロは映画『レイジングブル』で実在のボクサーを演じました。そのボクサーの現役時代と引退後を演じるために、二〇キロの増量が必要でした。彼は「ニューヨークの飯ではダメだ。ママのパスタでなければ太れない」と言って、体重を増やすために地元に帰ったそうです。

逆にこれは減量の難しさを表すエピソードでもあります。実家で母親と暮らしている人が減量するのは非常に困難です。母親にとって息子はいつまでも思春期の息子なのですね。わたしは患者さんのお母さんに「与えないのも愛ですよ」と話しますが、あまり効果がないようです。かくいう自分も帰省したらいつも増量します。いつの日も母の手料理は美味《おい》しいものです。

わたしは飲食店に入ると必ずチェックすることがあります。お客さんの体型です。営業妨害と叱《しか》られるかもしれませんが、肥満客の多いお店は、カレー屋と蕎麦《そば》屋です。逆に少ないのが寿司屋、フレンチレストランです。そこから、彩りの少ない料理を食べていると太るのではないかと仮説を立ててみました。

料理は目と鼻でも食べるのです。だから一色の料理を食べる人は太ってしまうのかもしれません。
わたしは外来診療中、患者さんに必ず問う質問があります。

**「昨日の夕食に何を食べましたか？」**

即答できる人は約二割で、たいてい女性です。しかも痩身《そうしん》の。彼女たちは買い物も自分でやっています。生活習慣病と無縁の方が多い傾向があります。

厳しい注文ですが、わたしは患者さんに一週間程度は全食事内容を言えるようにという課題を出します（まず達成されることはありませんが）。

**食養生をしなければならない疾患の方が、昨晩の食べたメニューも思い出せないようでは困ります。**

仕事のストレスで過食してしまう人も大勢います。これはストレス状況が飢餓状態を惹起《じゃっき》するからではないかと考えます。人間の歴史は飢餓との闘いであったため、ストレス状態で空腹を満たせば、とりあえずホッとするのです。

つまり「食」ではなく「食後」を欲しているということです。

過食はさまざまな疾患を発症させます。仕事のストレスでメニューも記憶できないほどの無意識で過食して病になる人がいます。

**そこでおすすめするのが「ドラマチックに食べること」。ドラマチックに食べれば、そう簡単にメニューを忘れないでしょう。**

## ダイエットにも効くドラマチック食事法

ドラマチックな食べ方とは、たとえば、食材を収穫した人の大変さを想像する、輸送している人の汗だくの姿を思い浮かべる、コーヒーを飲むときにはいつも原産地の南米やアフリカを感じる、などなど。

目を閉じて食べてみてください。食感を味わいながら、音を聴きながら、由来を考えながら。

**本気の「いただきます」を唱えましょう。**命をいただいているという思いで。

すると、目の前の食べ物の景色が変わります。

世間では「○○が身体によい」などと流布されることが多いのですが、体質はそれぞれ異なります。摂取できる内容も経済格差や住む地域によって異なります。重要なのは「いかに食するか」です。

臨床の現場でも、**ダイエット指導のキモは「ドラマチックに食べましょう！」に尽きます。**

**ダイエットの大敵である早食い防止にもなります。簡単ではありませんが、効果は絶大です。**

生活習慣病、食品偽装問題、遺伝子組み換え、放射能、衛生管理、感染症……。食に対して、無防備でいるのはとても危険な時代です。

ドラマをつくるのは、一種の自己防衛とも言えます。

ぜひ、練り上げたドラマチックなストーリーで食してみてください。

## 小麦を控えて痩せた事例

肥満の解消が課題であった六七歳の女性。ご本人によると、お米はごく少量しか摂《と》らず、パンや麺類《めんるい》、揚げ物を好んで食べているとのことでした。

大勢の患者さんに「小麦をひかえましょう」と助言して効果が出ているので、この患者さんにもそのようにアドバイスしました。

小麦を控えるということは、パンや麺類はもちろん、ギョーザや揚げ物（衣の部分）や小麦を使ったカレーなども避けるということです。おやつもできるだけ小麦を使っているものではなく、果物などにしてもらいます。

**日本人が小麦を多く食べるようになったのは戦後です。アメリカによって占領されている時代、アメリカは日本への小麦の輸出量を徹底的に増やしました。パンと牛乳による給食の始まりです。**小麦を輸出できれば、付随してバターやチーズなどの乳製品やハム、ウィンナーの輸入も引き受けさせることができます。バターやチーズは白米とは合いませんから。

その患者さんに小麦制限の指導をしたのが八月一五日（終戦の日）だったので、「今日は小麦の敗戦記念日にしましょう。忘れないでしょ」と印象に残るように指導しました。効果はテキメン。**半年で約七キロの減量に成功しました。**

小麦を米に代えることで全員が減量に成功するかどうかは定かではありません。ただ、日本人にとって小麦の扱いが上手にできるかどうか疑問です。

たとえば、毎朝の食パンなど、外国のパンとは柔らかさも成分も異なるようです。カレーに小麦を入れるのも独自の文化です。**揚げ物は全世界で食されていますが、揚げるという行為自体が、食の恵まれていない地域で、かつカロリー摂取できない人々向けの調理法であった**との報告があります。

現代では、小麦の摂りすぎがカロリー過多になってしまうのは自明なのです。

したがって、小麦が主食で、痩せる必要を感じている人は試してみる価値はあると思います。米と小麦とは、相性の合うおかずの組み合わせも変わる点がポイントです。

## 「本当に空腹なのか？」と問う習慣

先日、いただいたチョコレートのパウンドケーキを妻が持ってきてくれました。食べる直前に少しトーストしてくれたので、香ばしさが出て、甘みと深みがぐんと増しています。それをエチオピア産のモカとともに楽しんでいます。

酸味の強いコーヒーが好きなので、モカかマンデリンがヘビーローテーションです。至福のコーヒーブレイクを堪能《たんのう》していました。

ふと考えました。

カカオもコーヒー豆も産地はアフリカ。

人類の起源はアフリカという説が有力です。われわれ日本人は、二〇万年前のアフリカからさまざまな苦難を乗り越え、海を渡った祖先たちの末裔です。

今、アフリカでは一生涯、今この目の前にあるケーキやコーヒーを口にすることがない子どもたちもたくさんいます。彼らもまた日本に住むわたしたちの想像できないような経験を享受しているはずなので、幸福度という物差しを安易に使うのは控えますが、そんなことに思いを馳せていると、ケーキの味が少し変化しました。

**ドラマを感じながら一瞬一瞬を大切に食する習慣**を提唱します。

**本当に空腹なのかどうかを確認してから食べるのも効果があります。現代の日本人は「美味しいものを食べすぎ」です。**この「美味しいもの」とは決して高級食材という意味ではありません。外国を旅行して帰国すると、コンビニ食でも本当にうまいと毎回感じます。「日本は何でも安くてうまい！」

日本人がここまでグルメになったのは一九八〇年代のバブル経済以降です。円高の影響で、外国製品と一緒に多くの食文化も輸入されました。メディアの煽《あお》りもあり、グルメを自称することがイケてるというキャンペーンが大成功しました。

今はSNSに「こんな美味しいものを食べました」などの投稿が満ち溢《あふ》れています。**忘れてはいけないのは、食欲はしょせん欲望であること。**飲食店にとっては繁盛するには宣伝が大切でしょう。ただ、一般の人があまりにも自分の食べたものをSNSにアップするのは、食事療法が必要な人への刺激という意味で有害かもしれないと考えてみるべきではないでしょうか。

**欲望という点では、性欲と何ら変わりません。**自分の性欲について同じような投稿をすると考えると、それはとんでもないことになります。

## 秘訣④R（Relationship）——地獄の沙汰《さた》も関係次第

関係とは、二つあるいはそれ以上の対象の間のつながりのことです。

先にもお話ししたように、人間は社会的動物であり、他者との関係のなかで存在する動物です。病について考えるときに、これから最重要事項の一つになる、とわたしが思うのは次のことです。

**病を患っている人といかに関わるか。**

ここで提唱したいのは、いかに病を忘れるか、忘れさせられるかという技術を身につけることです。その技術とは、

**「医師の前でだけ患者でいる」**

これだけです。

健康はあくまでも状態にすぎません。その人をつくり上げているのは、人間関係であり、職業であり、趣味であり、宗教を含めた精神生活であり、生活環境であり、そ

の他です。

病を患うと、病のことしか考えられなくなり、心身が蝕《むしば》まれていきます。周囲の人が意識をほかに誘導してやることが大変重要です。

「痛みとパートナーシップの因果関係」に関する研究報告があります。マウスを使った実験で、パートナーが痛みを感じていると関係がぎくしゃくし、関係が悪いとパートナーの痛みが増強するという現象が認められたのです。

「病気」に同調してしまわないことが大切です。

病を患っている人の前では、十分リラックスすること、本気の「大丈夫！」をプレゼントすることが大切です。

患者さんからこう言われたことがあります。

**「今、○○大学病院で受診してきたんですけど、聴診器も当ててくれないんですよ」**

「患者さんの嘆きあるある」です。

待合室で四時間半。三か月ごとの定期受診なのに、医師は毎回ほとんど顔も見てくれない。このような苦情は、もはや「ベタなネタ」です。

「その先生は名医なのです。アナタの声ですべてわかるのです」と、わたしはこれまたベタなフォローをします。

やや余談になりますが、医者のイメージと言えば、白衣と聴診器でしょうか。

しかし、現代ではさまざまな診断機器が開発され、聴診器による診断は精度の点で劣ると考える医師が昨今増えたようです。

わたしが学部時代のことです。教授回診時に、

・「空中を舞う聴診器」（患者さんの胸に当たっていない）
・患者さんの胸に当たっているが、イヤピースが教授の耳に入っていなかった

などの逸話がまことしやかに流れました。

聴診は、診断として医師個人の主観的な面もあり、客観的評価に使いにくいのは事実です。しかし、簡易であることや、同じ医師が同じ患者さんの経時的変化を診るときにはこれほど便利な道具もありません。何より患者さんとの関係の構築において、少なくともわたしにとっては欠かせない存在です。

ひと昔前、ハーバード大学の提唱で「白衣を脱ごう。そして患者さんと対等な関係

で医療を行おう」というキャンペーンが実施されたことがありました。

その結果は？

患者さんの治癒率が明らかに低下したのです。

聴診器も同様に、使用しないことで治癒率が下がる可能性があるのではないでしょうか。そのデータを示す必要はないでしょう。**患者さんが聴診器で診てもらうことを求めているのですから、使って診てあげればいい。それだけのことです。**これはわたしから医師への提言です。

聴診器は診断の道具ではなく、治療の道具かもしれません。

少なくともわたしはそう考えています。

## 医師の奴隷になってはいけない

日本には、長年の律令《りつりょう》制度や封建制度の弊害とも言える「徳治主義」というものがあります。徳のあるリーダーに任せておけばよいという考え方が、日本人を、非リーダーのほうが楽であるという体質にしてしまったのではないでしょうか。

お上に従っていればそれでいいという考え方では奴隷と変わりません。

それは、患者と医師との関係性にも当てはまります。

**患者は、自分のほしい未来をきちんと医師に伝える作業を怠ってはいけません。**

黒澤明監督の映画『赤ひげ』の主人公、三船敏郎扮《ふん》する赤ひげは、患者の病を解決するだけでなく、患者をはじめ町中の人々の悩みを解決する医者です。

病とは何かを本当に知ると、それが経済や人間関係、その他もろもろの事情と複雑に絡み合っていることに直面せざるを得ません。ですから、患者さんは医師に悩みを告白することをためらう必要はまったくありません。医師と患者では視座が違うので、患者からの思わぬ告白に治療のヒントを得ることも少なくないのです。

全人類のすべての行動は他者との関係の構築にあるとわたしは考えています。ビジネスはもちろん、学びをする真の理由はいかに多くの関係を築けるか、その可能性を拡大することができるかに尽きると思います。

要は、つながってなんぼ。わたしたちはできるだけ多くの人とつながるために学び、そして情報収集・発信しているのです。

だから、**関係が身体を治すのです。医師との関係、家族との関係、友人との関係、ペットとの関係。一人ひとりが全存在と関係しているのです。それをキリスト教では「愛」と呼び、仏教では「縁起《えんぎ》」と呼ぶのではないでしょうか。**

## 共感しすぎてはいけない

人間は共感する動物です。男性より女性のほうがその傾向が強いと言われています。

相手のことを思いやりすぎ、とくに憑依《ひょうい》するがごとく共感する人がいますが、**病で気落ちしている人にあまり共感しすぎるのは、人間のもつ同調機能からしても、リスクがあることに注意してください。**

ところで、「暑いですね」という共感は必要だと思いますか?

わたしは、明らかに不快に感じることに共感を投げかけるのは好ましくないのではないかと考えます。

新婚時代のある雨の朝、妻が「天気悪いわねえ」と言ったことに対し、わたしは「恵みの雨やで」と返答しました。妻はきょとんとしていましたが、後日、夕食中に「この米も雨が降らなきゃ食べられないのよねえ」と言いました。

ちょっとしたことですが、目の前にある現象をどのようにとらえるかによって、人生そのものの景色が変わります。

とくに自分に直接的な原因がなく、ある一定確率で起こることに対して感情的にならないようにしてください。たとえば、交通事故で毎年四〇〇〇人以上の人が亡くなります。交通事故死は誰一人予定していないといえる死です。これは日本の面積と車の台数との関係から弾き出される数字なのです。

誤解してほしくないのですが、驚いたり、腹が立ったり、悲しんだりする感情をもつなと言っているわけではありません。ただ、感情的になりすぎず、自分に責任がなく、一定確率で起こることに関しては、やや客観的に見てほしいのです。

**なぜ感情的になりすぎてはいけないかといえば、判断力が低下するからです。**判断力が下がるとミスが多くなります。正しい選択をする確率が下がれば二次被害につながります。そうならないために、感情的になりすぎないことを常日頃心がける必要があります。

## 秘訣⑤E(Exercise)——ストレッチと呼吸のすごい効能

**病を吹き飛ばすには、ストレッチしながらのリラックスが効果的です。おすすめは起床時と入浴後のストレッチです。それぞれ五分程度でけっこうです。**

身体が一番柔らかくなっている風呂上がりの柔らかさを、一番固くなっている朝の限界点にするのです。「ここまで曲がるはずだ」と思えることによって「もうこれ以上無理」と思ってしまうリミッターが外れます。

**朝ストレッチをしておくと、関節の可動域が広くなるので、日中の活動性が向上します。それだけでカロリー消費も増えます。**

難しい運動は必要ありませんが、わたしは「脳の筋トレ」を提唱します。

本当に筋トレです。いわゆる「脳トレ」ではありません。高度なイメージや思考は脳のカロリーをどんどん消費してくれます。科学者に太った人は少ないようです。

脳神経には可塑性《かそせい》があることも相次いで報告されています。

ゴボー鈴木さんという素晴らしいドラマーがいます。ライブイベントでご一緒させていただき、お話しする機会をいただきました。

ゴボーさんは数年前に「くも膜下出血」を発症したそうです。それを微塵《みじん》も感じさせないドラミングなので、一瞬信じられませんでした。リハビリのお陰で、現在後遺症はまったくないそうです。さぞかし壮絶なリハビリだったのだろうと思いきや、あっけらかんとしたお答えに拍子抜けしました。

身体が全然動かない状態のときも途方に暮れるどころか、**「治るという確信しかなかった。治ることはわかっているのだから、この不自由な状態を楽しもうと思った」**と言います。

「発症前後で何か変化しましたか？」と訊《たず》ねたところ、「ドラミング技術は、落ちたと感じる部分はない。しいて言えば人間性は変わったかな」と笑いながら答えてくれました。

「杖をついて歩いているお年寄りを見ると、彼らなりに一生懸命歩いていることがリハビリを通じてよくわかった」ともおっしゃっていました。通常、発症の直後に「治癒を確信する」のは難しいものです。ゴボーさんのように考えられるのは、まさに**「到達目標設定がうまくいった」一例**だと言えるでしょう。

「楽しもうと思った」というのも、常にハッピーでいることで前頭前野からドーパミンを出せていたのでしょう。考え方がリハビリに貢献したと言えます。

ゴボーさんはリハビリを、ほぼ我流で行ったそうです。動きを細かく分析しながら。このあたりは、「一流のミュージシャンならではだな」としみじみ感じました。技能を習得した経験をもつことの強みですね。

二〇一七年九月八日の朝日新聞に『「やる気」が動かした左腕』と題して、生後脳性麻痺《まひ》だったパラリンピックの米国水泳代表金メダリストに関する記事がありました。米国ジョンズ・ホプキンス大学で同選手の研究を行った東大リハビリテーション科の中沢教授によると**「やる気が神経回路の再編を促進する要因」**と結論していました。

同記事内には**「自己肯定感」や「褒められること」**がリハビリの効果を引き上げる

ことが脳神経分野でも確認された、という生理学研究所での研究内容も記載されていました。

最後にゴボーさんは、「ほんと人生一寸先は何が起こるかわからないよ。楽しいことやんなきゃダメ」とおっしゃっていました。

## 呼吸は「吸う」より「吐く」がポイント

**呼吸法も大切です。吸う息の倍くらいの長さで吐きましょう。**

歴史上の人物でわたしが大好きな空海の著書『三教指帰《さんごうしき》』のなかに呼吸についての記述があります。「呼吸法も多種多様であり、季節によって緩急に変化をつけることで養生につながる」と書かれています。

呼吸を実際に習った経験はありますか？ ヨガや太極拳《たいきょくけん》などでは独特の呼吸法を学ぶ機会があるかもしれません。また、健康法として腹式呼吸を学び、実践している方もおられるでしょう。

どのような呼吸法でもかまわないので、呼吸の調整（調息）を行ってください。

**ポイントは「呼吸に注目すること」。呼吸を見つめるのです。**

ふだん息をしているときに「今吸った、今吐いた」などと意識することはないでしょう。自分の呼吸を意識的に見つめることで頭のなか（思考）に静寂が生まれます。初めは静寂が長くは続かないでしょう。それでもいいのです。呼吸に集中する作業を日課にしましょう。驚くほどの効能が生まれます。

これまでに呼吸法について学んだことがないなら、次のことを意識するとよいでしょう。

**①吐く息にだけ集中する。**
**②吐く息の長さを吸う息の倍ほどにする。**
**③吐くときにできるだけ脱力する。このときできるだけ脱力しているものを頭に浮かべるとより効果的（例：クラゲや綿菓子や糸コンニャクなど）。**

とにかく吐く際に全身を弛緩《しかん》させることが大切です。長く深いため息をイメージするとよいでしょう。

自律神経とは、自分の意思に関係なく身体の動きを調整する神経のことですが、無意識にしている呼吸を司るのも自律神経です。

呼吸は自らコントロールすることができます。

これまで実際に呼吸法を習う機会があったでしょうか。せいぜいラジオ体操のときぐらいです。ラジオ体操は非常に優れた運動だとは認めますが、深呼吸だけはいただけません。吸うことに力を入れすぎです。

ストレス下では人はついつい吸ってしまいます。弛緩しつつ吐くことの重要性を再提言したいと思います。

## 秘訣⑥S（Smile）——笑う門《かど》には治癒来たる

明石家さんまさんは著書『Jimmy』のなかで、「笑えんことなんてな、この世にいくらでもあんねん！　けどな、それぜんぶおもろいってなって笑ったら、笑ったもんの勝ちになるんや！」と言っています。

笑う門には福来たるは真実です。人間の心理です。楽しいから笑うのではなく、笑うと楽しくなるのだということは真面目に研究されていて、成果も上がっているようです。

健康長寿の患者さんはみんな屈託のない笑顔をされます。人生で笑顔をサボらずに過ごしてきたのだろうなあとしみじみ感じます。

あなたは面白い話を誰に話しますか？　ウケたいときに誰に話しますか？　よく笑う人ですか？　それとも滅多に笑わない人ですか？

**よく笑う人には面白く有用な情報が集まってきます。**

ちなみに、ユーモアは心を揺さぶり、脳の扁桃体からドーパミンを放出させることがわかっています。すると、記憶力と情報処理能力が上がるという報告もあります。

笑いと免疫との因果関係を示した報告も多々あります。

手術後の疼痛が面白いビデオを鑑賞することで緩和したという論文もあります（二

〇一七年)。

「緊張の緩和が笑いを生む」は桂枝雀《かつらしじゃく》(故人)の笑いに対する名言です。

「葬式」や「結婚式のスピーチ」の設定が漫才やコントでよく使われるのは、そこに張り詰めた場があるからです。

楽曲の構成で、不安定なドミナントコードから安定のトニックコードに戻るのも同じです。わざと不協和の音程をつくることによって安定化への推進力を発生させます。そこで聴き手はホッと安心するのです。

**病に陥ったときは、まさに緊張状態の真っ只中《まっただなか》です。「病」を笑い飛ばしましょう。**

## 秘訣⑦—I(Information)——情報を断ち切る

現代社会には情報が溢れています。情報に圧死させられないためにどうすればよいでしょうか。

一つの方法は、テレビを見ない、インターネットは最小限の利用にする、つねに情動優位にならないことです。

**自分で取捨選択できない情報源をできるだけ断ち切る努力をしてください。とくに就寝前は重要な時間です。睡眠中に海馬は記憶の整理をします。**直前に入れた負の情報が潜在意識のなかにどのように蓄えられるかは不明ですが、寝る直前に負の情報を入れることはどう考えてもよくないでしょう。

**必要のない情報を入れない努力が必要です。情報源は能動的に選択すること。**

寝る前は、聖書を読んだり、写経をして過ごすのがいいと思います。何千年のスパンで生き残ってきた宗教は叡智《えいち》に溢れているし、「癒《いや》し」をきっと与えてくれます。

歌の先生でシンガーソングライターでもある方から聞いた話です。歌の説得力を出すために、母音の働きを重要視しているそうです。情報収集も、そのくらいまで注意深く行いたいものです。

まさに、「神は細部に宿る」です。他者の言葉も細部を聴き取るほどの傾聴をすれば、情報の真贋《しんがん》に敏感になるだけでなく、人間関係もいっそうよくなるのではないかと思ったエピソードです。

## 秘訣⑧M(Mind)——患者マインドから脱却する方法

旧約聖書にも「心の楽しみは良薬なり」という言葉があります(箴言《しんげん》一七章二二節より)。

物事を前向きにとらえることの重要性は言うまでもないでしょう。

ここでは物事を俯瞰《ふかん》する重要性を挙げておきます。

「医師の視座」を獲得する努力をしてほしいのです。自分の身体を対象物として見るのです。その方法として、スマートフォンの使用をおすすめします。スマホの音声入力を利用するのです。高齢の方にはスマホに抵抗がある方が大勢いらっしゃることは重々承知しています。しかし、ITの進化を利用しない手はありません。

音声入力の方が、キーボード入力よりも簡単なことは意外と知られていません。音声入力画面の出し方さえマスターすればあとはマイクに向かって話しかける要領です。入力する内容は「考えが浮かんだ」「面白い出来事があった」「忘れてはいけないこと」……何でもかまわないのです。

入力がたどたどしい人は、書いている最中にネタを忘れるという危険性もあります。これはメモ派も同様。何より常にペンとメモ用紙を持ち歩かないといけないし、紛失のおそれもあります。

携帯電話はその名の通り、基本的に常に携帯しているはずです（というか他のものに比べて圧倒的に可能性が高いはず）。Ｇｍａｉｌなどを利用して自分自身に送るようにすればいいのです。外来診療の時間だけで技術をマスターしている人が多いので、食わず嫌いしないでいただきたいです。

問題は誤変換です。しかし、これはこれで楽しめます。「あと5分位どつくよ（あと五分位で着くよ）」「性交した（成功した）」など……。

自分の考えを客観的に見る作業の効能ははかりしれません。

医師が論文を出したり、学会発表したりするのは、もちろん発見したことや考え方を世に知らしめる目的もありますが、自分の考えをまとめることに多くの意義があります。かく言うわたしも、こうして文章化することによって考えがまとまってきています。

書く行為はハードルが高いかもしれませんが、日常的に言葉を発しない人はほとんどいないはずです。自分の発している言葉や考えを視覚化してみてください。意外とそれだけで悩みが消えることもあります。


脳を使いまくるのも大切な方法の一つです。

わたしは患者さんに、心地よい体感や、嬉しい状況があったときに、できるだけ記憶するよう指導しています。**後日鮮明に思い出せるほどに印象的に記憶してください**と助言しています。

具体的に言うと、**五感をフル活用してください**ということです。

たとえば温泉に入って気持ちいいなあ、と感じたとします。

そのとき、露天それとも室内？　何が目に映っていますか？　子どもが遊んでいる風景でもけっこうです。しっかり見ましょう。どんな音ですか？　屋外なら風の音かもしれません。お湯が流れる音かも。お湯を手ですくい、パシャッと流す音かもしれません。匂《にお》いは？　硫黄《いおう》の香りかな。少し口にふくんでください。そして温泉に入ったあと、肌はどうなりましたか？

こんな感じです。

山登りでも、美味しい鰻重《うなじゅう》でも何でもけっこうです。楽しい、美味しい、嬉しい、誇らしいなどなど、正の感情ならなんでもOKです。

それを思い出せれば、本物の財産です。

素晴らしい記憶と、それを呼び起こせる能力に勝るものはありません。

記憶は放っておけば薄れます。どんな素晴らしい記憶でも。

**今、五感を使って思い出せるような記憶がある人は、超ラッキーです。**

それがない人は、今日からつくりましょう。努力してつくりましょう。それは間違いなく楽しい努力です。

## 秘訣⑨E（Enjoy）——悲しみは永遠には続かない

ひどく悲しいことがあると、その悲しみがずっと続いていくように思われます。悲しさから逃れられないような気持ちになるかもしれません。しかし忘れてはならないのは、思考は流れていること。

ずっと悲しみが続いている状態というのは、自分でその感情を選んでいるのだということをしっかり理解する必要があります。いくら悲しくても、ご飯も食べなければならないし、仕事もあります。社会生活はずっと続いていくのです。

こんなことがありました。定期的に受診している患者さんの様子が明らかにおかしい。「何かありましたか?」と聞くと、堰《せき》を切ったように涙が溢れ出し、「じつは子どもが突然死しました」と言います。

ショックで言葉を失いました。ただ、このようなときはしばらく無言の時をともに過ごしたあとに必ずこう伝えます。

「わたしも一六歳の妹を白血病で亡くしました。一生分の涙を流したのではないかと思うくらい悲しくつらい経験でした。残された家族全員がそうでした。その経験がなければ医師になっていません。あなたとお会いすらしていません。

こんな言い方は不謹慎かもしれませんが、**彼女が死んだお陰でここでお会いしています。悲しい体験は時間が解決してくれるとしか言いようがありません。でも必ず時間が解決してくれます。**

「こう言うと、患者さんは判で押したように驚いた表情をされます。たいてい涙が止まります。そのときにどんな感情を抱いているのかはわかりません。ただ、わたしが患者さんと近づいた感覚を共有することは確かです。

病の真っ只中にいる人に、その「痛み」や「苦しみ」を楽しみなさいと言っても難しいことは重々承知しています。

しかし、**時空を変えれば似たような経験をしている人たちは必ず存在します。「苦しみが永遠に続く」ように感じるのは妄想にすぎないのです。**目の前で起こる現象をどうとらえるか、どの妄想や仮想を選ぶのかは自分にかかっているのです。

あえて、**「どれもエンジョイしましょう!」**というエールを送りたいと思います。

## 自分をじっと観察する

ほとんどの会社は職能別に部門化されています。総務部はどこの会社にもあります し、さらに経理部、人事部、営業部とさまざまな部門に分かれています。

職能別に部門化するのには理由があります。人間は限られた範囲の同じことを何度も繰り返していると、しだいに熟練してくるからです。

これは自分の身体においても同じ原理が働きます。

ルーティン化することによって能率が上がります。身体におけるルーティン化とは無意識化です。ただし注意しないといけない点は、身体における無意識化には功罪があることです。

**（罪）認知症は無意識化の究極**

**（功）無意識化によって自己実現できる**

**一見矛盾しているようですが、無意識化する過程においては、望ましい習慣だけを無意識化することが重要なのです。**

知らないうちに無意識化させられると、認知症への近道になってしまいます。ですから、時には自分が無意識にやってしまっていることをもう一度意識に上げる作業が有効になります。

それが普段無意識にやってしまっている呼吸を意識するということであり、食事を意識的に行うということなのです。

「痛い」と無意識に反応し、時に声を上げる。それが恐怖の感情につながっていく。この無意識に流れる経過をじっと観察してほしいのです。

修行のようですが、非常に有効です。

これは病に陥ってからでも有用ですが、予防の段階で行っていると、自分の身体に起こる微細な変化に気づけるようになるので、日常のクオリティが向上することは間違いありません。

ぜひ、この章で示したTHE RESIMEを有効活用していただけるようお願いします。

**病を遠ざける9つの秘訣**

①T（Talk）いい口ぐせ
②H（Hobby）趣味をもつ
③E（Eating）ドラマチックな食事
④R（Relationship）人と関係する
⑤E（Exercise）ストレッチと呼吸
⑥S（Smile）笑うこと
⑦I（Information）情報を断ち切る
⑧M（Mind）患者マインドの脱却
⑨E（Enjoy）楽しむこと

# 終章

# 幸せな病人生活を送るために

## 「先生のために治ろうとするのよ！」の一言

「先生！」

突然路上で声をかけられました。八〇歳の女性患者さんです。現役でバリバリ仕事をされています。

「うちでコーシー飲んでってよ」

江戸っ子ならではの表現で招かれました。台所に立つ姿を見ていました。インスタントコーヒーを淹《い》れていました。わたしはコーヒーが大好きでふだんから厳選した豆を自分で挽《ひ》き、淹れ方にもこだわっています。

期待できないなあと思っていると、コーヒーが出されました。思いのほか香り立つコーヒーです。グイッと飲みました。

「何でこんなに美味《おい》しいの？」と聞くと、

「当たり前じゃないの！　美味しくなあれって淹れたもの！」

少し考えて、

「医療も同じですね」と答えたら、

**「そうよ！　先生のために治ろうとするのよ！」**

衝撃を受けました。患者さんが医者のために治ってくれていたのです。

医師としての心構えがこの言葉によって大きく変化したような気がします。病を癒《いや》すには、患者さんとの関係構築が最重要だと考えるようになったきっかけです。

二〇一六年七月に大橋巨泉《おおはしきょせん》さんが一一年間に及ぶがん闘病生活の末、他界されました。当初見聞していた病名と闘病期間から考えると「よく頑張られたな」と率直に感じました。最期は自宅で看取《みと》られたとの情報からも、ご家族もきっと納得されていることだろうと勝手に推測していました。

しかし、その後メディアの情報から、その推測は覆されることになりました。

奥様が次のようなことを書かれていました。

〈先生からは「死因は〝急性呼吸不全〟ですが、その原因には、中咽頭《ちゅういんとう》がん以来の手術や放射線などの影響も含まれますが、最後に受けたモルヒネ系の鎮痛剤の過剰投与による影響も大きい」と伺いました。もし、一つ愚痴をお許しいただければ、最後の在宅介護の痛み止めの誤投与がなければと許せない気持ちです〉

なぜ、奥様は納得できなかったのでしょうか？

医師と家族との間の意思疎通が不十分だったからです。この事象は氷山の一角にすぎません。医療は医師の自己実現なのか、患者のための他者実現なのかという問題があります。

あまりよいたとえではないですが、**大学病院での勤務医は猿山のサルのようなものです。教授というポスト争奪戦に参加します。「教授の椅子」は非常に希少性の高い報酬です。**

職業の本質が社会への機能提供であるとすれば、医師という職業における社会への機能は言うまでもなく、「患者の苦痛を和《やわ》らげること」につきます。それは研究医であっても同様です。直接的か間接的かの違いだけです。実際の解釈としては、対象として患者の家族も含まれるでしょうし、苦痛には身体《からだ》のみでなく、精神も含まれているはずです。

教授になることによって、患者の苦痛を量的にも質的にも、より多く緩和することができるのならば、このポスト争奪戦にも意味があります。

医師が自己実現を目的にするのはかまいませんが、自己実現の比重が大きくなりすぎるのはまずいのです。

猿山の親分にはエンパシー（共感）能力が欠損しているという説があります。逆に共感力が高い猿ほど、相手の痛みがわかるので親分になりにくいそうです。

共感力が強い、患者さんとの関係構築を大切に考え、かつ痛みを共有しようとする医師は野《や》に下《くだ》る確率が高くなります。

患者の話の聴き方、触り方、話し方、関係構築……などなど、医学部の教育のなかでは重点を置かれていないものを、医師になってからも生涯教育として学び続ける必要があると言えます。

## すべての患者さんは独立した個体である。

**この当たり前のことを、医師は絶対に忘れてはなりません。**
それが後述する個別化医療につながるものだと確信しています。

## 家族の関係性が病を治す

先に、「痛みとパートナーシップの因果関係」という発表について述べました。マウスによる実験で明らかになった、**パートナーとの関係がうまくいっていないと疼痛《とうつう》は増強し、逆に疼痛が増強するとパートナーとの関係が悪化する現象**です。疼痛と精神症状との因果関係は、以前から現場では気づかれていたことではありますが、マウスで証明されたのは、非常に興味深いと感じました。

最愛のパートナーに先立たれ、すぐに後を追いかける夫婦のケースも少なくありません。

臨床の現場でもしばしば経験することですが、介護をしている人は皆さん同年齢の人より元気です。年齢に関係なく、何かの障害をもつ子どものお母さんの眼力の強さには圧倒されるし、病気している暇はないという生き方をそのまま実践している人がほとんどです。

「利他の精神」を体現したお釈《しゃ》迦《か》様《さま》は、当時のインドでは異例の長寿だったそうですし、マザー・テレサも劣悪な環境にもかかわらず長寿をまっとうしました。

**利他の精神や絆という概念は、まさに人間が社会的動物であることの尊い証明です。**

前述の研究成果は、日常的な経験を支持するものと考えてよいかもしれません。

**「風邪は人にうつすと治る」**という言い伝えがあります。それは人に感染させる頃にはピークを過ぎているから、と説明されることが多いのですが、あえて新説を提唱したいと思います。

**「心配される側」から「心配する側」に立場が変わったから治った。**

そう考えると、面白くないですか。

**関係が病を治す。**

これがなければ、コンピュータに圧勝されてしまいます。

人間は一人では笑って食事ができないのです。

先日、国立長寿医療研究センターの発表で、「社会的なつながりが多い高齢者は、認知症の発症リスクが四六％低下する」との研究結果が出されました（二〇一七年一一月二四日の日本経済新聞より）

医師との関係についても言えることです。**医師と患者の関係が良好であるとき、患者さんは医師のために治ってくれる可能性が上昇します。**

関係構築に秘めるパワーはまだまだ発掘する余地がありそうです。医師はこのパワーを存分に使うべきだし、名医と言われている医師は間違いなく使っています。少なくとも、名医と呼ばれた時点で、このパワーは増大するはずです。

## 介護する人が介護されている

先日、在宅で診ている九八歳のTさん（女性）が介護施設に入所することになりました。

江戸っ子のTさんは、テレビでスワローズを応援することと、新聞を隅々まで読むのが大好きなおばあちゃんです。二年前に脳卒中を起こして以後、在宅診療となり、七〇歳を筆頭に六八歳、六五歳の三人の娘さんが協力して介護していました。三姉妹の介護はじつに手厚く、Tさんもすぐに回復していきました。

じつはこの三姉妹には全員持病がありました。過去に大病も患《わずら》っていて、定期通院が必要な状態でした。

Tさんは多少不自由でしたが、寝たきりではなく、介護の負担はさほど大きいものではありませんでした。しかし、申し訳ないという気持ちが強く、「長く生きすぎたわ」が、Tさんの口ぐせでした。

介護施設への入所はTさんご本人の希望でした。

「実の娘に世話になるより、他人のほうが気楽だわ」

母親としての配慮でした。娘たちは引き留めたのですが、Tさんの決意は固く、入所が決まりました。

主治医のわたしにとっても、八年間にわたる関係が途絶えるのはつらいことでした。

「ずっと元気でいてくださいね」「先生、長い間ありがとう」とハグして涙の別れをしました。

わたしは帰りの往診車の中で、「娘さんたちが心配ですね」と師長に言いました。

今年になって自分の懸念していたことが現実になってしまいました。

三姉妹の体調が悪化してきたのです。痩《や》せてきたり、血圧が上がったり、感染症がなかなかよくならなかったり。

つまり、**三姉妹は介護をしているようで、じつはお母さんに守ってもらっていたのです。**お母さんのほうは、施設で前以上に元気に過ごしているそうです。

「もう一回帰ってきてもらったらどうですか、ご本尊さまに（笑）」と提案しました。

三姉妹は本気で母に退所してもらうことを検討しています。

**愛も介護も双方向なのです。**

## 患者に必要なものは「やりたいこと」

唐突ですが、教師になるのは意外と難しくありません（資格取得の意味ではありまません)。なぜなら大多数の教師にとっての必要な技量は問いを見つけることでも、答えを見つけることでもなく、「問いの答えが答えである」と理解できるだけで事足りるからです。

これは医師も同様です。医師の資格を得る段階まではクリエイティビティはほぼ必要ありません。学部受験の段階までは受験テクニックでなんとかなります。医学部に入ってからも、ほぼ同様のプロセスで単位を修得して卒業する。国家試験も選択式なので、正解を選ぶことができればよいのです。

これはわたしの医師の友人全員が言っていることです。

ということは、**医師として働く際にクリエイティビティはほとんど必要ないと言えます。過去の症例から学ぶ経験主義が中心となります。**診断は教授や指導医が行うため、主治医は追認し、命令された指導方針を淡々とこなし、患者さんへの説明も指導方針通りに行っているケースがほとんどです。

科学的思考法は、仮説と検証で成り立つ世界です。しかし臨床現場では未経験の仮説を立てることは限定された状況でしか許されません。となると、医師の説明はその時点までの過去の集積による類推ということになります。

**この方法は、二〇年前までは許されてきましたが、情報が加速度的に増え続ける現状ではやり方を変える必要があるのではないでしょうか。**

近未来に治療法が劇的に変化、開発される可能性を示唆するほうが患者さんの未来に希望を与えうるケースがあると思います。インフォームド・コンセントも変わっていって然《しか》るべきです。患者の立場からすれば、医師の提示に圧倒されることなく、自分自身の目標を遠慮することなく語ることが大切です。

仕事であっても、趣味であっても、行きたい場所、会いたい場所、ほしいもの何でもかまいません。残りの人生でやりたいことを医師に伝えるべきです。これは病の有無や重症度とはまったく関係ありません。むしろ病の状況でしかできないことのほうが望ましいとも言えます。

治る見込みが高い病であれば、目標の存在が、よりスピーディーな治癒をもたらすことでしょう。

現段階の医療レベルで治る見込みの少ない病であった場合でも、当然残りの人生を悔いなきものにするためにも、医師に目標を伝えるべきです。

目標がない？

「サボりすぎです」と言うと厳しすぎるので、ほかの人に一緒に考えてもらいましょう。家族でも親友でもけっこうです。自分のことをよく知ってくれている人が必ずいるはずです。いない場合は、そういう人を見つけることを目標にしましょう。片っ端から隣の人に声をかけて友だちをつくりましょう。異性に声をかけましょう。

どんなことでもよいのです。**残された時間を目いっぱい使うことによって、道が拓《ひら》かれた前例は山ほどあります。**現状で治癒の確率の低い人に残された可能性は、別人格になることしかないと認識してください。

『最高の人生の見つけ方』という映画をご存じでしょうか？

この映画では余命六か月と宣告された、生まれも育ちも環境も違う二人が最高の人生を見つけるために旅に出ます。やりたいことを一〇〇個書き出し、後悔なく人生を終えようとします。

もちろん経済的な問題や、肉体的な状況で、この映画のようには叶わない方は多いでしょう。一向に構いません。それでも一〇〇個書き出しましょう。現代のスペックを使用すれば、脳に体験させることは可能です。バーチャルリアリティの時代です。散々脳に面白い体験をさせてあげるのです。

実際バーチャルリアリティの利用が疼痛緩和に役立つという報告も出ています。

## 「聴く」ことで相手と関係する

**コミュニケーションにとってもっとも大切なことは「傾聴」です。**

わたしは常々「**傾聴に勝る語りなし**」と考えています。このテーマで講演することもしばしばあるのですが、共感を得ています。

耳が悪くなったと嘆いている患者さんが大勢います。

「聞き返すのが申し訳ないので、友人に会わなくなった。今ではすっかり友人が減った」と言っておられる患者さんがいました。これは大いに問題です。

人間の感覚器のなかで、聴覚は二四時間活動しています。だからお母さんは赤ちゃんの泣き声で目が覚めるのです。フル活動している聴覚が年齢とともに衰えていくのはある程度仕方がないことです。投薬、補聴器、（適応があれば）手術……対応策も以前より改善しています。

そのうえで、その患者さんに伝えました。

「耳だけで聴こうとしないことです。目で聴き、鼻で聴き、触感で聴いてください。（相手が嫌がらなければ）犬猫のように舐《な》めたってかまいません。相手の『響き』を五感で聴くのです。そして必ず相手のストーリーを聴いてください」

「聴く」目的は相手と「関係する」ためです。決して鼓膜の振動を骨伝導させるのが目的ではありません。「関係する」手段は「聴く」以外にもたくさんあります。相手を理解する方法が「聴く」しかなかったら、言語が通じない相手（別の言語を使う外国人や赤ん坊）とは絶対関係できないことになります。

他者と「関係する」という絶対目標を決して見失ってはいけません。

## 「関係する」ことで脳卒中から生還したケース

Aさんの娘婿が講演中に脳卒中を発症したケースです。

Aさんは娘さんとともに講演に参加していました。

講演者である娘婿の緊張は客席まで伝わってきたそうですが、順調に経過し、終盤に入ったところで倒れました。近づくと汗まみれで顔面蒼白《そうはく》。異常事態ですぐに救急車が出動し、近くの総合病院に搬送されました。

脳出血の診断で一一時間に及ぶ手術が行われました。抗凝固薬を常用していたために、術中の出血が激しかったのです。

術後しばらくICU（集中治療室）での管理が続きました。意識はないのですが、目を開けようとするなど、表情の変化が出るようになったというので助言をしました。

**「発語できなくても感覚はあります。よい匂《にお》いのものを嗅《か》がせてあげてください。好きな音楽をずっと聴かせてあげてください。そして丁寧に触れてあげてください」**

要は、五感をフルに活性化させてあげてほしいのです。

娘さんは毎日泣き崩れているというので、こう助言しました。

「ご主人は感覚に鋭敏になっているはずです。周囲の情動にも敏感になっているので、不安になってしまいます。家族は負の感情はあまりもたずにいてください。ご主人が完全に回復して、前よりもよくなった姿だけを想像してそばにいてあげてください」

その後すっかり回復して、以前同様バリバリ講演をしているそうです。

## 病を予防して経済的負担を減らす

先日、久々に来院した患者さんが、「風邪をひいてしまいました。何年ぶりかなあ。馬鹿は風邪引かないはずなんですけどね」と言っていたので、

「馬鹿でも利口でも風邪はひきますよ。医者にかからなくてすむように風邪を治す人は絶対に馬鹿ではありません」と答えておきました。

二五年間、日本医師会の会長を務め、『ケンカ太郎』の異名をもった武見太郎氏は、

「忙しいのに風邪ごときで受診するんじゃない！」と患者さんを叱《しか》ったそうです。古きよき時代（？）の話です。

「馬鹿は風邪をひかない」というのは、医者を儲《もう》けさせるためにつくられたコピーなのかもしれませんね。

医療費は毎年四〇兆円を超えています。年々増加傾向にあります。

医療経済が逼迫《ひっぱく》していることにともない、厚生労働省も予防医学に重点を置くようシフトしてきているようです。

**保険医療の存続があやしくなってくると、自己負担が大きくなってくることが予想されます。**この流れには絶対に反対ですが、自衛も考えるという二本立てで対策を立てるほうが無難だと思います。本書で記した口ぐせやTHE RESIMEを実践することは治療に役立つだけではなく予防にも役立つのでやってみてください。

遺伝による素因などで治療効果には個人差があります。大規模な臨床試験の結果に基づき、個々人にあった治療や予防法を選択する医療をオーダーメイド（個別化）医療と呼びます。

オーダーメイド医療は多くの場合、保険適用外です。そのほか、出生前遺伝子検査や陽子線治療など、保険適用外にもかかわらず需要のある医療は増える一方です。選択肢が増えることは患者としてはありがたいことですが、経済的負担がとんでもないことになるケースも見受けられます。

選択するうえで、前述したように、**本当に自分のほしいものは何なのかという目標設定**はつねに重要です。さらに、**気軽に相談できる主治医**の存在も重要になってくるでしょう。

## 減塩生活のストレスをなくす

関西の人が東京に出てきて驚くことの一つに、うどんやそばのおつゆの色の濃さがあります。関西風が必ずしも塩分が少ないわけではないようですが、関西風に物足りなさを感じる関東人も多いと聞きます。

塩分摂取量が世界一多いと言われる日本が、長年長寿国として君臨してきたわけですから、塩分=悪は短絡的すぎるとは思いますが、腎臓《じんぞう》疾患や心疾患など、病の性質上、塩分を控える必要のある患者さんは大勢います。

**医師に塩分を控えるように指導されたから、泣く泣く減塩生活を送っている患者さんは多くいますが、じつは効果はありません。ストレスはアドレナリンやコルチゾールの分泌を促し、血管に悪影響を及ぼすため、本末転倒となりかねないのです。**さらに、イライラすると塩分に対する感覚が鈍麻し、むしろ薄味に感じてしまいます。

**ポイントは、どうすれば薄味に不満をもたなくてすむかです。**

現代人（とくに日本人）は味覚に対して信頼感を抱きすぎのように思いませんか。グルメと呼ばれる人たちの得意げな顔に違和感を覚えるのはわたしだけでしょうか。

一度目隠しをして食べてみてください。何を食べているのかわからなくなる人が出てくるはずです。さらに鼻をつまもうものなら最早まったく何を食べているのかわからなくなるはずです。

味覚は、視覚と嗅覚《きゅうかく》（聴覚と触覚も）があってはじめて実力を発揮できるものなのです。ちなみに聴覚と嗅覚は視覚を閉ざしたほうが鋭敏になります。

つまり味覚なんてその程度のもの。うまいと思って食えばうまくなるし、工夫次第で味の薄さをカバーすることは可能なのです。器や盛りつけを工夫する、香りを楽しめるよう香辛料を利用する、やれることをやって塩分のみ制限すればいいのです。

塩分制限は新たな味覚の追究と考えればよいのではないでしょうか。慣れ親しんだ塩分濃度をなかなか忘れられないのはただのくせであり、執着心です。いつも襟付きの服を着て出かける人がTシャツで出かけるのをためらう程度と言えば言いすぎでしょうか？

かく言うわたしも東京に出てきたとき、外食が軒並み濃い味に感じましたが、一五年経った今、関西に帰ると何でも薄く感じて物足りなさを感じてしまうようになりました。

## 患者が心がける三つのポイント

**怪我《けが》（病）を経て、自分や家族が成長します。「怪我の功名」です。**

自分や家族が患《わずら》ったとき、どのようなことを心がければよいのでしょうか？

個人的な経験と大勢の患者さんとその家族を見てきた経験に基づき、三つのポイントを提示します。

**①病んでいる当人にとって重要なことは「目標設定」**

仕事や趣味、旅行なんでもかまいません。病状と無関係に目標を立てること。

高い目標であるほど素晴らしい。

必要な健康状態は目標次第ということです。だから**「病を克服すること」は目標にはなりません。トートロジー（同意反復）になってしまうからです。**

**「目標を達成するためには、病んでいる場合ではない」が正しい態度です。**

繰り返します。絶対に病状から目標を立てないでください。目標が病を治してくれるのです。そして、家族は目標達成サポーターに徹することです。

**②家族は同調現象によるリスクを回避する**

前章で述べたように、人間の共感性を侮らないでください。

### ③家族全員で健康になっていく

家族が病を患うと、食生活を含むライフスタイルの改善をともにすることによって家族みんなで健康になっていくことがよくあります。

「病」を反面教師にして、健康に気をつけるようになることもあります。

「自分は絶対に病むことはできない」と覚悟を決めることが健康につながることもあります。

本当かウソか知りませんが、「倒産・投獄・大病を経験した経営者は大成する」と聞いたことがあります。たしかに、「大病をして人生が変わる」のは医療現場で日々経験することです。いかに患者さんに「怪我の功名」を体感してもらえるかは、医療従事者の重要な仕事の一つだと思っています。

心的外傷（トラウマ）という言葉はネガティブな意味で使用される傾向があります。なるべく子供にはトラウマを作らないように配慮するし、トラウマになってしまったら、その後の人生の色々な場面で悪影響が出ると一般的に考えられています。

しかし、アメリカの大学の研究で、**「心的外傷後成長」**というのがあると論文発表がなされました。かなり信用できる報告のようです。**トラウマを発症し、それを克服すると以前より人として成長するのだそうです。**

これはまさしく「怪我の功名」です。

トラウマのような出来事があったとしても、だからこそ、その後の成長があるとすれば、すべての出来事をポジティブにとらえられることになります。

自分の出会う物事、人物、出来事全て「だから、素晴らしい」と思えるのならば、人生はハッピーゴーラッキーとなります。

成長というのは、あくまでも結果としてついてくるものです。ということは、どのような事件に出くわしても「だからこそ成長できる」と未来へ確信するクセがつくことになります。

「怪我の功名」が科学的に証明される日が近いかもしれません。

## 何でも相談できる主治医をもつ

よほど視聴率がとれるのでしょう。健康関連番組が流れない日はありません。翌日の外来にも少なからず影響が出ます。「負の暗示が入りやすい」はこのことからも立証されます。

警告（アラート）にはみな敏感にならざるを得ません。

誰しも、親戚縁者や友人が経験する病名には非常に敏感になります。

**メディアの情報で心配になって病院に駆け込む気持ちはわからなくもないのですが、そんなときこそ冷静さが必要です。**

患者も自分の身を守るために知識をつけることが重要だ、という論調はよく耳にしますし、医師の間でも議論されます。

では、どうやって患者は学ぶのでしょうか？

正直、先入観をつけることによる弊害が懸念されます。医師は医学部で六年間（もちろん医学部入学までに学問の前提知識を身につける期間を入れれば、さらに長くなりますが）、たいてい学位を取得するために四年間、そして医師になっても日々、論文を読んだり、学会に参加したりしながら研鑽《けんさん》を積んでいます。しかも、日々の問題を解決しなければならない切迫した状況での学びです。

医師が患者に知識習得を強要することは罪とさえ言えます。

**われわれ医師は常に学び続けるために、国家予算や保険を利用させてもらっているので、圧倒的な知識をもつことは当然の義務なのです。**

患者は医師の指導のもと、生活改善につながるような学びをすることは大切なことです。そのためにも、信頼できて何でも相談できる主治医をもつことはこれから大変重要なことです。

さる化学療法の権威が「何だかんだ言っても、治癒に一番重要なのは、その患者さんの性格ではないかと思えてきました」と含蓄のあることを言っていました。「病を治すのは患者自身」と常々考えてきました。この場合の「患者自身」とはすなわち「患者の考え方」のことです。妄想に溺れない。過去に執着しない。約束を守る。

楽しむことが好き。**難病を克服していく患者には共通する考え方があるように感じます。**

その中でもとりわけ大切なのは、**「素直さ」**ではないでしょうか。決してオカルトに走りたくはないのですが、ある種の信仰や信心などで治癒する現象は、この資質の究極ではないかと考えます。

「セカンドオピニオンが必要」などという考えとは真っ向から外れるかもしれませんが、基本的には主治医の言うことを素直に聴くのが一番だと思います。というか、自分が素直になれる主治医を見つけることかもしれません。病を一人で乗り越えるのはとても難しいことです。

身内に支えになってもらっているという人がいますが、やや懐疑的です。家族は前述したように、親しい身内であればあるほど感情が伝播するからです。本当の意味で患者の気持ちに家族がなってしまったとすれば、家族も下手すると病気になってしまいます。

病との付き合いはそれほど難しいものなのです。

やはり主治医の役割は大切だと思います。病が治癒してさらにその高みに至るという、まだ見ぬ世界を患者に見せてあげるという仕事をしたいと常々考えています。

## 重要なことは、治るかどうか

個人にとって重要なことは、自分もしくは身内が治るか否か、助かるかどうかです。わたしはすべての医療活動が人間の叡智《えいち》の賜物《たまもの》だと思っています。西洋医学を生涯を捧げる職業として選択した理由は、先達の努力の結晶であり、説得力を感じたからです。

だからといって、ほかの療法を否定しません。個人的に鍼《はり》療法を受けて効果を感じたこともあるし、整形外科医でマッサージを受けるのが大好きな医師がたくさんいることも知っています。東京大学医学部の教授が自身の妻を高名な中国気功の先生に診てもらっていることも秘めたる事実ですし、何より無宗教の医師を探すのは困難でしょう。

**人が自分や家族を助けたい一心で、藁《わら》にもすがる思いでさまざまな選択肢をもつことは至極当然のこと**なのです。

声を大にして言いたいことは、医師は、今、ある種の医療行為を最後の砦《とりで》として選択している人にとどめを刺してはいけないということです。プラセボ効果で治ることもあるし、権威を感じて治ることもあるのです。

その効果に水を差す権利がどこにあるのでしょうか？

医療行為でもっとも大切なのは医師と患者の関係構築であり、その手段として最高のものは西洋医学であるというのが現段階でのわたしの見解です。

自分が学び研鑽している医療に絶対の自信をもち、患者さんに「任せなさい」と言える関係。それを築くことは簡単ではありませんが、人類が幸せになるために必要不可欠なことなのです。

**人間は個体差があるゆえに、すべての医学的知識は仮説と言えます。絶対的に正しいものはないのです。**

さきほども登場した補中益気湯は適応症例が非常に多く、極端な言い方をすれば、「何にでも」効く不思議な薬です。

某滋養強壮剤は、この補中益気湯をお手本に作っているそうです。大昔は王様しか飲めない高価な薬剤だったので「醫王湯」との異名もあります。

空海の『三教指帰』の中に、「醫王薬鍼を異にする」という言葉があります。これは、現代風に言えば、まさに「オーダーメイド医療」のことでしょう。症状や体質によって処方を変えるという意味です。

病名として同じであっても、個体差で治り具合や、薬の効き具合は差がある。この辺が医療の難しいところであり、面白いところでもあります。

医療はいわば、即興演奏です。個体差があるのだからケースバイケースに決まっています。もちろん大きな戦略としてのガイドラインはあります。しかし、個人差がありますから、即興すなわち戦術なのです。戦術だからそのつど、開発しなければなりません。

「即興だから何でもよいのではない。即興だからこそ、こうあらねばならない、があるのだ」

これは、わたしの武道の師匠である日野《ひの》晃《あきら》先生の言葉です。

「あんまり長生きして、みんなに迷惑をかけるのは嫌だ」

「長生きしないほうがいい」

「終活を始めました」

そんなことを言うご高齢の方が増えてきました。と同時に、メディアは医療費の増大の原因を過度の高齢者医療に押しつける根拠をあの手この手を使って提示してきます。老人は抗がん剤による治療を諦《あきら》めろという考え方を流布する傾向も出てきています。

わたしは終末期におけるホスピス医療を否定するつもりもないし、過度の延命治療を肯定するつもりもまったくありません。**科学の発達が助け得ない生命を救ってきたのは事実であり、寿命を延ばしてきたことは事実です。とすれば、今後長生きしてい**

**くことでさまざまな医療機会に巡り合う可能性もあります。**

**経済だけを基準に枠組みをつくるのは非常にふしだらなことだとは感じませんか。**

「生命」や「死」について、道徳的・倫理的に考察することは重要なことです。しかし、経済性の側面から批判的な流れを形成しようとするのは許せません。

## いかにして「病を忘れるか」が大事

人生の時間は有限です。自分の寿命を考えたとき、今まで生きてきた時間以上にあると確信できる人は少ないはずです。

「病のことを考えている時間」はもったいないと思います。ここで大切なのは「考える」という行為の陥りやすい「わな」のことです。大抵の人は「考えている」と言いながら実は「妄想している」ことが多いということです。

しかも、大半は「ネガティブな妄想」をしてしまいます。

人間の脳が危険な情報を察知するようにできているから、基本的に悲観的な妄想を抱きやすいのです。悲観的な妄想は論理的思考力を低下させることは前述しています。

つまり、間違った選択をしやすくなるわけです。

こうなると、**「妄想」はもはや「自傷行為」ともいえます。よって、自分で取り扱うことのできない病のことは「忘れる」にかぎります。**

そのための「趣味」であり、「娯楽」なのです。もちろん「仕事」に没頭するのも有効です。とにかく「妄想」するヒマを作らないことが大切です。

うちの父にピアノを始めさせたのも、妄想するヒマをなくすためです。

そして、居酒屋の仕事も継続しています。体調と相談しながらですが、ほとんど毎日店に立ち、遅い日は夜中の二時になることもあります。本人の好きな仕事なので、継続するべきだと家族全員思っています。

その他にも、最大の「妄想タイム」である就寝後には、落語を聴かせて江戸時代に「脳内トリップ」させています。

余談ですが、一流の噺家の作り出す臨場感はとてつもないと思っています。不眠症は現実世界を抱えたまま眠ろうとすることも原因の一つです。一流の落語家に江戸時代へ連れて行ってもらうことによって不眠が改善する患者さんが大勢おられます。落語はいわば「大人の子守歌」なのです。

とにかく、病を忘れるということを疎かにする人が非常に多いと感じます。これはメディアにも責任があります。警告情報（アラート）には注目するのも人間の動物的本能です。

**いちいち病をリマインドすることは百害あって一利なし。**

情報の取り扱いはもっと大きな目で捉えるべきです。最新情報を主治医が見落とすわけがないのですから。素人が情報の取捨選択をできるのであれば、医師という職業は必要ないはずです。

誤解しないでいただきたいのは、決してセカンドオピニオンを入手することを邪魔しているわけではありません。治療法を含め、ある程度方針が決まるまでは、迷うのは無理のない話です。しかし、**ひとたび治療方針が決まったら「他の方法は？」と模索せず、一直線に進む方が間違いなく治癒率は上がります。**

職業両立支援も最近では、活発に行われるようになりました。産業医と密に連携できる状況にあるのであれば、復職サポートなど積極的に活用すべきです。

## 「強い思い」が病を蹴散《けち》らす

わたしは独り暮らしをしていたころ自炊していました。とくに味噌汁《みそしる》は前日からいろいろな出汁《だし》を合わせて冷蔵庫で寝かせておくほどのこだわりでした。でも料理をしなくなるとすぐに無精になってしまうもので、何日もやらない日が続きます。

今日は味噌汁つくろうかななどと、味噌のふたを開けるとほとんど味噌が残っていないのです。アイスクリームやヨーグルトの残りを剥《は》がしとる要領で、容器の周囲から丁寧にそぎ落としてなんとか集めます。ようやっとのことで薄めの味噌汁をつくったときに味噌の貴重さに気づきます。

**失いそうになって初めて気づくもの。それが健康です。**

それでいいのです。輝きを増してからの景色を楽しみましょう。残された生命時間で何ができるか。何をしたいか、どこに行きたいのか、誰と会いたいのか、一〇〇個書き出しましょう。

自分の希望が叶《かな》う程度の健康があればよいではないですか。やりたいことを明確にすることによって、その状況でやれる方法が見つかる可能性は高まります。**本当にやりたいことであることが条件です。**

九月に余命一か月と宣告された末期がんの患者さんが、翌年の四月の娘さんの結婚式に出席されました。

歩けないため、往診している九〇歳のわたしの患者さんは、毎日迎えに来てもらって自分の居酒屋で女将《おかみ》として夜中まで働いています。

胃がんで胃を全摘している患者さんが、ひ孫と社交ダンスを踊るのを見せてもらったときには不覚にも涙が出ました。

わたしは、このような奇跡と思われるような光景を何度も見てきました。**こうしたことが可能になったのは、この患者さんたちが「こうしたい」と強く思ったからです。**

この原稿を書いている書斎の窓から東京タワーが見えます。東京タワーは、「東京タワーを建てよう」「ランドマークになってほしい」という願いをもった人たちがいて完成し、現在まで存在し続けています。

先日、往診した患者さんの家で絵葉書を見せてもらいました。それは腕のない人が口に筆をくわえて書いた絵です。隣にいた師長さんが「わたしたちは不自由のない手をもっているけど、こんな絵は描けないね」と言いました。

わたしは「それは違う」と否定しました。

**この画家はこの絵が描きたかったのです。その情熱があった。それだけです。**

## 「金持ちになる人」と「健康な人」と「賢い人」は同一人物

当院のスタッフや外来患者さんに常々言っていることですし、自分自身で確信していることが、

「金持ちになる人と健康な人と賢い人は同一人物」

ということです。

**思考が全てを決定します。本書に書かれたことを素直に実践するかどうかも自分の思考が決定するのです。**

**それが真の自己責任です。**

マルチン・ルターが発起人となった宗教改革の真の目的は〝救済〟でした。宗教的救済とは精神的充足のことです。だから一見何の関連性もなさそうなプロテスタントと「商売に励む」という精神すなわち資本主義システムとは親和性があったのです。

〝衣食住足りて礼節を知る〟というのは、孔子の教えです。

こちらも要は精神的充足のことです。

現代人、特に大抵の日本人は、衣食住に関しては大体充足したと言えるでしょう。憲法による生存権もそれを支持しています。

では、現代人は精神的に充足したのでしょうか？

もしかすると、以前より不満度が上がっているかもしれないと思えるほどに、心の満たされていない人が増えているように感じませんか。

毎年三万人近い人が自殺を選ぶ。これほどストレスが多い世の中では、ある種の病で死んだとしても、「緩慢なる自殺」と言えるケースも少なくないように思います。

## 困難を抱えた人だけに宿る英知

これがまさに「怪我の功名」です。わざわざ好き好んで病気になりたい人なんていません（潜在意識レベルでの話は別です）。そしてメディアも四六時中、「病」の恐怖を喧伝します。

困難を抱えた人だけが見ることができる景色があります。困難を抱えた人だけが聴くことができる音があります。「病＝恐怖」という公式を持ってしまうと、導かれる解は悲壮感漂うものしか出てきません。

**いっそ映画の主役に抜擢《ばってき》されたつもりで、克服してやりましょう。味わい尽くしてやるのです。「病」という娯楽を享受できれば、これはもはや「人生の達人」です。**

私の夢は三つあります。

一つめは、世界の子供たちの医療と教育の機会均等です。

二つめは、自殺を根絶する。

この二つを実現するには年数が相当かかりそうです。長生きする必要があります。

その二つの夢を実現している私は当然、自他に対し完璧な口ぐせを発し、第5章で紹介した「THE RESIME」を日々実践しています。遠い未来には、きっと発達した医療環境も享受していることでしょう。

そのとき娘にこう言ってやりたいのです。

「一〇〇歳のお前に会えてよかった」

娘が一〇〇歳の時、私は一四四歳です。賢くて、身体のキレも健在です。

それが三つめの夢ということになります。

付録

# 口ぐせの基本フォーマットと症状別サンプル集

口ぐせを作成する場合、「病」のことは一切忘れることが大事です。仮想現実の自分なのですから、本来楽しい作業のはずです。現在自分がどのような状態であるかは全く関係なく作ることが大切です。

役作りが上手ければ上手いほど「病は治る」と確信してください。

真に「病」を蹴散らすことができるのは「脳」だと確信してください。「口ぐせ」を作るということは、リニューアルした「脳」を作り出す作業なのです。

**口ぐせの基本フォーマット**

| 要素 | 例 |
|---|---|
| **主語** | 私は |
| **望ましい行動・状態** | 素晴らしい言葉だけを発する |
| **映像化** | 周囲のみんなが笑顔になる |
| **五感を刺激する** | 弾けるようにポンポン |
| **気持ち** | 楽しくて仕方がない |

**完成した口ぐせ**

**「私は、周囲のみんなが笑顔になるような素晴らしい言葉だけが、弾けるようにポンポン出てくるので、楽しくて仕方がない。」**

## 主語

大抵の場合「わたしは」となるはずです。しかし、「あなたは」や「お前は」の方がしっくりくるなら、それでもかまいません。昔、『タイガーマスク』というアニメの主題歌に、「お前は虎だ。虎になるんだ」と自分に言い聞かせるようなフレーズがありました。普段、無意識で自分に語りかける際に用いる主語を選びましょう。

## 望ましい行動・状態

「自分が心から求めている状態は何か」を嘘偽りなく、他人（身内も含めて）の目を一切気にすることなく想像してみてください。自分本位で構いません。望ましい状態にあるとき、必ず何らかの行動が伴うはずです。それを具体的に書き出してください。

## 映像化

口ぐせ作成のキモともいえます。望ましい行動・状態にある自分が見ている映像のことです。何が見えていますか？　大切な人たちの笑顔かもしれません。周りの賞賛かもしれません。美しい作品かもしれません。絶景かもしれません。

映像化が難しい？　欲するものであればあるほど映像化できるはずです。難しいなら、本当に求めているものかどうか問い直してください。

その映像をいつでも引き出せるような言葉を連ねましょう。

## 五感を刺激する

視覚、聴覚、嗅覚、味覚そして触覚を最大限に利用します。映像化は視覚に特化した作業です。次に、「そのときどんな音が聴こえているか？」「どんな匂いか？」「どんな味か？」「どんな肌触りか？」を事細かに思い浮かべてください。

もちろん、作り上げた映像によっては他の感覚を当てはめにくい場合もあると思います。それはそれでかまいません。できるだけ視覚＋αで臨場感を高めることが大切です。

## 気持ち

その状態でのあなたの気持ちは当然ポジティブなものでしょう。「嬉しい」「幸せだ」「楽しい」「誇らしい」「気持ちいい」「心地よい」「ワクワクする」「胸躍る」など、ピッタリと当てはまる感情であればなんでも構いません。

言葉には必ず映像と感情が伴いますから、これまでの人生経験の思い出が無意識にタグづけされます。気持ちの選び方はあまり難しく考えずに、しっくりくるかどうかで採用してください。

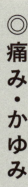

## 【症状別サンプル集】

### ◎痛み・かゆみ

「わたしは、パイロットのように、コックピットで身体の痛みを完全に制御していることが誇らしい」
「わたしは、オーケストラの指揮者のように、身体が素晴らしいハーモニーを奏でるかのごとく、痛みを完全にコントロールできていることに酔いしれている」
「わたしは、サッカー日本代表の監督として、熱狂的なファンの声援を受けた選手が、わたしの作戦通り、痛みを喜びというゴールに変える瞬間を目の当たりにして、感極まっている」

## ◎食事制限（ダイエット）

「わたしは、空腹感を楽しみ、身体が喜ぶ程度のほどほどの食事の量に、心底満足している」
「わたしは、目の前に並ぶ食べ物が自分の元にたどり着くまでに関わった無数の人々の顔を思い浮かべて、感謝の気持ちに溢れている」
「わたしは、世界中で食べられずにいる一二億人のことを常に思いやり、目の前の食べ物とめぐりあったご縁を得たことに感無量である」

## ◎認知機能

「わたしは、一〇代の頃のように、霧が晴れたように頭がスッキリと冴えわたり、常に清々しい気持ちに満たされている」
「わたしは、目の前の大切な物事との出会いが一期一会であることを心底理解しているので、宝石のようにキラキラ輝く記憶を保持し続けることがこのうえなく幸せだ」
「わたしは、頭の中が図書館のように整理されているので、検索機能が完璧に働き、ポンポン次から次へと思い出すことができるので、ワクワクしている」

## ◎うつ状態

「わたしは、前にしか進めない道の上を歩き続けていて、目的地にある新札の香りの

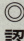

する一億円を手にするまで常に前進している」
「わたしは、幾多の苦難を乗り越えて生き延びてきた先人の末裔であるため、どのような痛みをともなうブルースも娯楽と感じられていることが誇らしい」
「わたしは、思春期の頃のように身体が切れ、俊敏によく動き、頭が冴えわたっているので、クリエイティブな日々がますます輝き、至福の喜びを感じている」

## ◎不眠

「わたしは、頭の中にある物事を目の前の紙に全て書き出し、日毎、新しい眠れる自分に生まれ変わっていることが誇らしい」
「わたしは、心身ともに今日の仕事量を完全に使い果たしたので、身体は泥のように沈み、頭は真っ白になって、布団の肌触りが快感の極みだ」
「わたしは、起きていようが眠っていようが、そのとき必要な状態を選択しているだけなので、頭がスッキリした状態でやりたいことをやっているので、心身ともに充実している」

## ◎発熱

「わたしは、発熱することによって、身体に侵入したばい菌がドロドロと溶けて死んでいっている様子を傍観し、誇らしい」

「わたしは、発熱することで、身体の中がクリーニングされるので、リニューアルしてピカピカ光り輝く自分に生まれ変わっていくのが嬉しい」

「わたしは、常に自分が操縦席に座り、主導権を握って、発熱をスムーズにコントロールしていることが大変誇らしい」

## ◎怒りや不安

「わたしは、器が大海のように大きいので、どのような出来事にも山のように動じることなくゆったりと過ごしている」

「わたしは、『怒り』という感情が人間にとって必要なものだと十分に理解しているので、自分の適切だと思う『時と場所』に発散でき、非常に誇らしい」

「わたしは、全ての情動が自分の支配下にあることを重々理解しているので、感情の出し入れが自由自在で誇らしい」

## ◎下痢

「わたしは、お腹の中のクリーニングを定期的に行っているので、腸も肌も透明感に溢れ、至福の気分を味わっている」

「わたしは、お腹と心がつながっているということを心底理解しているので、高度に発達した脳の持ち主であるわたしは下痢の状況も楽しんでいる」

「わたしは、お腹も使って水の代謝をしているので、水道管の掃除をするかのごとく腸の中は常に新品同様にピカピカに光り輝いている」

## ◎インポテンツ

「わたしは、頭の中がスッキリし、子守歌を聴いているように、最高にリラックスしているので、目の前の最高の相手と気持ちが一体化していて心地よい」
「わたしは、最高の相手を前にして、精神を解放することで思春期のような無邪気さが現れてきて、ドンドン若返っている」
「わたしは、頭のてっぺんから、腰、お尻、足の裏まで、感覚が研ぎ澄まされていて、触ると電気が走るほど敏感でショック死寸前だ」

## ◎肩こり

「わたしは、両肩に乗った電話帳の重みを感じている、一呼吸するごとに肩からずり落ちて軽くなっていく感覚を心地よく感じている」

「わたしは、吐く息とともにどんどん、どんどんと肩の力が抜け、クラゲのように、シラタキのように筋肉がグニャグニャに緩み、とても良い気持ちだ」
「わたしは、肩こりというモノが本当は存在しないということをイヤというほど理解しているので、いつも心身ともにスッキリ爽やかな気分だ」

## ◎リハビリ

「わたしは、身体を使う達人の動き方を脳内で真似しているので、新しい神経がドンドン形成され、日々アップデートされている」
「わたしは、身体が学生時代の動きを記憶しているということを熟知しているので、日毎、自分の身体のキレが戻り続けている」
「わたしは、日に日に自分の身体の動きが上達していっているのを見て、感動している」

## ◎通院

「わたしは、自分の通う病院で、些細なことから大きなことまで発見する出来事が、子供の視線で見えてくるので、面白くて仕方がない」

「わたしは、自分の主治医が世界最高に相性の良い、打てば響くドクターであるため、自分の希望を間違いなく伝えることができ、満足する日々を送れている」

「わたしは、通院が自分の大きな目標を達成するために、絶対に必要なツールだと十分に認識しているので、常に前向きに学ぶことができている」

## ◎服薬

「わたしは、自分の内服薬が、先人たちの尊い命の結晶であるとしっかり理解しているので、幸せを感じながら服薬できている」

「わたしは、内服薬の効果をきちんと理解しており、薬効成分以上の成果を得ているため、感謝の気持ちに溢れている」

「わたしは、世間に流れるさまざまな情報を耳にしても、主治医との関係はより強固になっていくため、心底信頼して服薬できていることが幸せだ」

# あとがき

二〇一四年六月一五日に挙式しました。この日は死んだ妹の誕生日です。私たちの家族にとっても特別な日だったのでこの日を選びました。

離婚して離れて暮らしている両親も久々に再会しました。父親の表情がずっと硬かったのが気がかりでした。緊張しているのだろうと勝手に納得していました。

二か月後に父の主治医から連絡がありました。

**「直腸がんです。進行しています。前立腺にも浸潤している可能性があります」**

表情の硬さは痛みが原因だったのです。

自分も付き添い、信頼できる先輩外科医を受診しました。

「術式はマイルス。人工肛門と人工尿路を造設しないといけません」

あまりにもあっけらかんと説明され、父はショックで遠くを見たままでした。

あの日の父の顔は一生忘れることはないでしょう。

帰りの電車の中での会話です。

「息子としては長生きしてほしいから、手術を受けてほしいな。手術さえすれば寿命には全く影響せえへんで」

「銭湯行くのが趣味やからなあ。手術はしたくないなあ」

数日説得しましたが、意思は変わりませんでした。おそらく自分の娘の夭逝《ようせい》が父の死生観に影響を与えているのでしょう。

後日、先輩外科医に手術をしない旨を伝えたところ、絶句していました。

とりあえず数回抗がん剤治療は行いましたが、副作用で疲労がたまったため、中断し、そのまま過ごしていました。

二〇一六年八月、父の肛門の痛みが激しくなったため、ふたたび通院することになりました。主治医は後輩の心ある外科医です。

励ましながら、寄り添って父の診療に従事してくれています。


この文章を書いている今、父は抗がん剤治療を四クール行っている状態です。腫瘍マーカーもどんどん下がり、全身状態も良好で体重も増加気味です。

夜中まで、居酒屋のマスターとしての仕事も果たしています。

父があきらめない限り、本気でこのまま完治させるつもりです。

以前より親子の会話は圧倒的に増しました。

「息子が主治医やねん」

とお客さんにも自慢しているようです。

今の父のゴールは私の娘の大学卒業式に出席することらしいです（早くて二〇年後！）。

思えば妹の死が現在の自分を作ってくれたのです。家族との関係性もそうです。

父の病が父という人間のみならず、我々家族の精神を変化させました。

**「お父さん、ハグさせてもらっていいですか。実は、一昨年、息子さんがうちの母親にハグをしてくれて、それから認知症が止まっているんです」**

二年前、学会で京都へ行った際に、U医師と飲みました。

U医師のお父さんが、神経難病で三年前に亡くなったこと。お父さんの跡を継いでU医師が院長をしていること。U医師のお母さんは夫の死後、うつ病と認知症を発症したことなど、聞かされました。

飲んだ翌日、U医師のお母さんに久しぶりにお会いし、診療しました。思いのほか元気そうなお母さんと小一時間お話しし、最後に「大丈夫ですよ」と言ってハグしました。

U医師によると、その後お母さんの症状はピタリと止まったそうです。

U医師は私の父にその話をし、「ハグ返しさせてもらっていいですか？」とハグしてくれたのです。

父はとても感激し、後日、目を潤ませてその話を私に聴かせてくれました。

私自身は、U医師のお母さんに施した医療のことはすっかり忘れていました。

友人の心意気に感動しました。U医師の言葉・行動ともに父にとって最高の医術だったはずです。

医師のみならず、日本人の文化にハグはそぐわないと思う人もいるかもしれません。幼少時から学んだ礼儀作法にハグが入っていないからです。

その壁を乗り越えて実践するハグだからこそ、効果絶大なのかもしれません。

愛の医療を提供する仲間たちを本当に誇らしく思います。


私は宇宙に思いを巡らすのが大好きです。趣味ともいえます。宇宙の謎を解明するためには量子論が必要です。宇宙の九五%は解明されていません。

ダークマター（暗黒物質）の存在は理論的には解明されていますが、どういう物質なのかは不明です。もっとも可能性が高いとされているのが、ニュートラリーノという素粒子です。この素粒子は間接的にしか検出できず、そのために建設されたのがスイスのジュネーブにあるCERN《セルン》という施設です。

そこにある全長二七キロ（ちなみに山手線一周が三七キロ）のLHC（高速遠心路）はさながら「世界で最も強力な顕微鏡」と言えます。

その顕微鏡を用いて、間接的にしか検出できないニュートラリーノの希少性はとてつもないものです。

**しかし、ニュートラリーノより貴重なものが「一人ひとりの生命」です。代替品が存在しません。平均寿命もがんの治癒率も、全ては人間をマスで捉えています。個人や家族にとってはマスの情報はどうでもいいのです。**

私が本書であえて、妹の死と父の病について記したのは、個人の大切さ、貴重さを強調したかったからです。

私の患者さんの中には子供を亡くされた方もたくさんいらっしゃいます。そんなとき、自分の経験を話すと大抵びっくりされます。そして必ず、

「妹が死ななかったら、ここでこうしてお会いしていないと思います」

と話します。

その言葉が救いになることもあるようです。

**病になることを恐れる必要はありません。**ピンチのないドラマなど誰も楽しむことはできないのです。信じられないほどのハッピーが待っていると信じて、自分の新たな目標についてだけを考えて邁進《まいしん》してください。それが、真の病との付き合い方です。


先日、新聞で次の記事を見かけました。

「親が苦難を乗り越えて獲得したストレスへの耐性や生き残る力は、子や孫にも引き継がれることを、線虫を使った実験で確認した」（二〇一七年一月一〇日の朝日新聞）

京都大学の発表です。

我々は全員、苦難を乗り越え生き延びてきた生物の末裔です。

この実験報告により、遺伝子レベルで、生存戦略が子孫に継承される可能性が示唆されたことになります。

もしかしたらこれが〝集合的無意識〟のからくりかもしれません。「ガッツが自分の遺伝子に影響を与える」という京都大学の報告は、「なりたい自分になれる」と確信する自分の背中をドンと押してくれました。

最後に、ボストンでお世話になり、家族付き合いをさせてもらっている大西睦子先生とラリーさんご夫妻、大西先生を紹介してくれた医療ガバナンス研究所の上昌広先生、日野晃先生・和子先生、ビル建設に多大な貢献をしてくれている星野アーキテクツの星野君と栗原工業の栗原君には感謝してもしきれません。そして自分を形成してくれた、ここに書き切れない皆さまに感謝します。


**病で悩むなんて本当に人生の無駄遣いです。**

さまざまな奇跡があなたのもとに訪れることをお祈り申し上げます。

原田　文植

## 原田文植（はらだ・ふみうえ）

1971年、大阪生まれ。医師・医学博士。蔵前協立診療所所長。

内科認定医、認定産業医、スポーツ健康医、在宅医療認定医。

合同会社ロータス・ダ・ヴィンチ役員。

大阪医科大学卒業後、大阪府済生会中津病院血液リウマチ内科専修医として働く。大阪医科大学微生物学教室で博士号取得後、国立感染症研究所にてフラビウイルスの研究に取り組む。2008年より蔵前協立診療所所長として、地域医療に従事。在宅医療も積極的に行い、年間のべ約2万人を診療している。日本東洋医学学会に所属し、漢方薬による治療も取り入れている。医療コーチング技術に基づいた企業講演や患者さんへの健康講座も定期的に行っている。

医療活動のほか、執筆活動、コーチング、武道家・格闘家との交流、映画出演、都内を中心に音楽ライブ活動など幅広く活躍。医療と教育に特化したビルを建設中（2018年5月完成予定）。

夢は「世界の子供たちの教育と医療の機会均等」。

座右の銘は「怪我の功名」。

装丁・本文デザイン　河南祐介（FANTAGRAPH）
DTP　キャップス
校正　広瀬泉
編集協力　大屋紳二（ことぶき社）

# 病は口ぐせで治る！

2018年1月5日　　初版発行

著　者　原田文植
発行者　太田　宏
発行所　フォレスト出版株式会社
〒162-0824 東京都新宿区揚場町 2-18　白宝ビル 5F
電話　03 - 5229 - 5750（営業）
03 - 5229 - 5757（編集）
URL　http://www.forestpub.co.jp

印刷・製本　中央精版印刷株式会社

ISBN978-4-89451-786-8　Printed in Japan